高血脂

居家调养 保健百科

主编　田建华（主任医师）
　　　张　伟（主任医师）

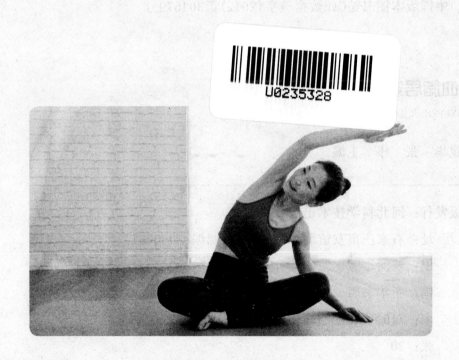

河北科学技术出版社
·石家庄·

主编：田建华　张　伟

编委：张仲源　王达亮　土荣华　凌　云　宋璐璐

　　　贾民勇　周建党　牛林敬　易　磊　李　婷

图书在版编目（CIP）数据

高血脂居家调养保健百科 / 田建华，张伟主编. —
石家庄：河北科学技术出版社，2013.3（2021.6重印）
ISBN 978 - 7 - 5375 - 5653 - 8

Ⅰ．①高… Ⅱ．①田… ②张… Ⅲ．①高血脂病-防
治 Ⅳ．①R589.2

中国版本图书馆CIP数据核字（2012）第304679号

高血脂居家调养保健百科

GAOXUEZHI JUJIA TIAOYANG BAOJIAN BAIKE

田建华　张　伟　主编

出版发行：河北科学技术出版社

地　　址：石家庄市友谊北大街330号（邮编：050061）

印　　刷：三河市金泰源印务有限公司

经　　销：新华书店

开　　本：710×1000　1/16

印　　张：20

字　　数：250千字

版　　次：2013年3月第1版

印　　次：2021年6月第2次印刷

定　　价：89.00元

前　言

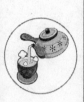

　　高血脂被称为危害人类健康的"杀手"，这话可不是危言耸听。高血脂症是一种全身性疾病，是指血中总胆固醇（TC）和甘油三酯（TG）过高或高密度脂蛋白胆固醇（HDL-C）过低，现代医学称之为血脂异常。它的直接损害是加速全身动脉粥样硬化，因为全身的重要器官都要依靠动脉供血、供氧，一旦动脉被粥样斑块堵塞，就会导致严重后果。动脉硬化引起的肾衰竭等，都与高血脂密切相关。在我国，因高血脂引起的心肌梗死、脑梗死、脑出血、偏瘫、死亡人数以每年12%的速度递增。

　　此外，高血脂也是促进高血压、糖耐量异常、糖尿病、脂肪肝、肝硬化的一个重要危险因素。有些原发性和家族性高血脂患者还可出现腱状、结节状、掌平面及眼睑周围黄色瘤、青年角膜弓等。因此，预防高血脂是人们拯救健康的保障之一。

　　那么该如何防控高血脂呢？高血脂对身体的损坏是一个缓慢的、逐渐加重的隐匿过程，很多高血脂患者认为自己身体没什么症状，也没感到不舒服，因而对偶发的一些小症状病没在意，其实，这是很危险的。

为了提高广大民众对高血脂保健、预防的觉悟和认识，帮助高血脂患者居家调养疾病，我们组织有关专家精心编写了这本《高血脂居家调养保健百科》。本着一切从患者角度出发的宗旨，从高血脂的病因、危害、症状、分型、特点、检查、预防、治疗等多方面，近乎是手把手地给患者传递养护身体的健康常识，面对面教你调治高血脂，心贴心为患者提供卓有成效的高血脂治疗方案，真正将患者不良饮食习惯引向健康的正途，将药疗、食疗一体化治病模式落到居家调养的实处。

在繁忙的工作和生活之余，当你经常出现头晕、健忘、体力下降、睡眠不安、胸闷气短等表现时，就应引起足够的重视——是不是血脂高了？最好每半年或一年进行一次血脂检查，一旦发现自己血脂异常，应检查血糖、肝、肾功能和心脏血管疾病等。争取做到早检测、早发现、早治疗。

编　者

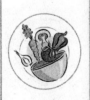

目　录

第一章　高血脂，平民缘何患上"富贵病"

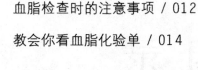

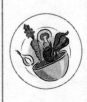

第六节　误区：寻归正途避误区 / 046

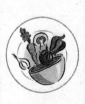

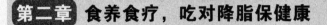

第二章　食养食疗，吃对降脂保健康

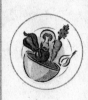

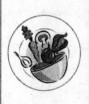
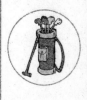

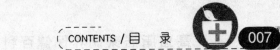

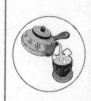

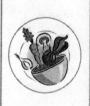

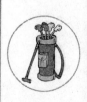

第三章 运动降脂，蹦蹦跳跳不会老

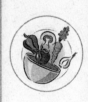

第四章　刮痧拔罐，居家降脂离不了

第五章 针灸按摩，降脂有效法宝

第六章 中药西药都降脂，中西结合疗效好

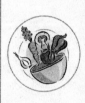

第三节 降脂汤饮、茶酒，小酌病就走 / 222

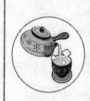

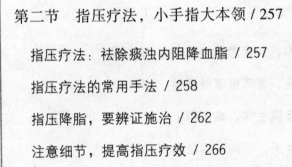

第七章 日常保健，不可忽视的调脂细节

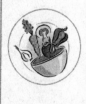

第一章

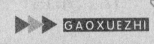

高血脂，平民缘何患上"富贵病"

高血脂是一种"富贵病"，这是对它确凿的形象写照。为什么这么说呢？它的病因形成多是由过多食入高热量、高脂肪食物等为基础形成的，加上不良的生活习惯（如经常熬夜，睡眠不规律，职业坐班不喜运动，烟酒无度等）助长而成的。高血脂具有广泛的易发人群，且具有低龄化趋势。因具有极其隐蔽性，又俗称"隐形杀手"。正因为上述两种特性，而又没有引起人们的高度重视，所以本着关爱生命的宗旨，本章为您揭开"高血脂"的神秘面纱！

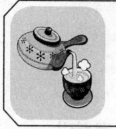

第一节 常识：

知彼知己，防病治病先识病

和高血脂疾病作斗争需要树立长期坚持抗争的思想，因此对疾病多一分了解，就多了一分胜算的把握。兵家有云："知彼知己，百战不殆。"正因为有这样的古训，那么我们就多了解、多掌握一些高血脂的相关知识吧。

 什么是高血脂

高血脂是高脂血症的通俗称法，是以单纯高胆固醇血症，或单纯高甘油三酯血症，或两者兼见的血脂代谢紊乱性疾病。就病因而言，有的是由多个遗传基因缺陷与环境因素相互作用所致；有的是由饮食饱和脂肪酸过高、进食过量、吸烟、运动量少、肥胖、某些药物等引起；有的则是继发于其他疾病。所以，高血脂不是一种特定的疾病，而是一组疾病。由于血脂在血液中都是以与蛋白结合的形式存在，所以又有人将高血脂称为高脂蛋白血症。高血脂与动脉粥样硬化、心脑血管病、糖尿病、脂肪肝、肾病等的发病有着密切关系，是形成冠心病的主要危险因素之一。

血液中理想的甘油三酯水平

高甘油三酯血症是不是冠心病的独立危险因素一直存在争议。最近的研究表明，高甘油三酯血症是冠心病的独立危险因素。高甘油三酯血症与冠心病死亡或心血管事件（心绞痛、心肌梗死）之间直接相关，或者在伴有低HDL-胆固醇水平时直接相关，或者在伴有低HDL-胆固醇水平时使这一相关性加强。

高甘油三酯血症是脂蛋白代谢异常的一种反映，往往伴有HDL水平下降和小的致密的LDL水平升高。小的致密的LDL有更强的致动脉粥样硬化作用。此外，高甘油三酯血症往往还伴有高胰岛素血症、胰岛素抵抗和高凝状态。Stockholm的研究结果表明，用氯贝丁酯和烟酸治疗高甘油三酯血症后，冠心病死亡率的降低与血液中甘油三酯水平的下降呈显著相关。另一项降低胆固醇和动脉粥样硬化的研究也表明，用考来替泊和烟酸治疗三年后，血管造影证实的冠状动脉粥样硬化进展延缓，仅见于甘油三酯明显降低的高甘油三酯血症治疗组。

ATPII报告将甘油三酯水平分为四级：正常水平，低于2.3毫摩尔/升；临界高水平，2.3～4.5毫摩尔/升；高水平，4.5～11.3毫摩尔/升；极高水平，超过11.3毫摩尔/升。当甘油三酯处在临界水平和高水平时，患者常常伴有导致冠心病危险性增加的脂质紊乱，如家族性复合型高血脂和糖尿病性脂质紊乱血症。甘油三酯水平超过11.3毫摩尔/升的患者患急性胰腺炎的危险性大大增加。

我国正常人血脂水平比相应年龄、性别的欧美人为低。理想的血清甘油三酯水平是0.34～1.7毫摩尔/升。血清甘油三酯水平＞1.7毫摩尔/升则为高甘油三酯水平。

高血脂的诊断标准有哪些

国内一般以成年人空腹血清总胆固醇超过5.7毫摩尔/升，甘油三酯超过1.70毫摩尔/升，诊断为高血脂。其中以LDL-C升高的危害最大。高血脂在我国已不少见，成人中血总胆固醇（TC）或甘油三酯（TG）升高者占10%~20%，甚至儿童中也有近10%血脂升高，而且高血脂的发生率还有逐渐上升的趋势，这

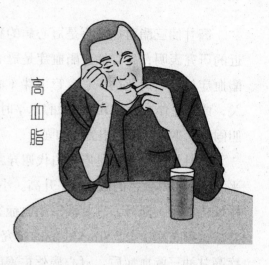

与我国人民的生活水平明显提高、饮食习惯发生改变等原因有密切关系。因为患者往往同时还有高密脂蛋白—胆固醇（HDL-C）的降低，所以"高血脂"改称"血脂异常"更为合适。

高血脂患者有向年轻化发展的趋势。一般情况下，高血脂的发病率随着年龄的增加有增高的趋势，患者以45~60岁的成年人为主，其中中青年男性较多，中年以后的女性患者也不少，就目前临床发现，年轻人也有明显增加的趋势。

1. 高胆固醇血症

正常人的血总胆固醇应低于5.2毫摩尔/升，如超过5.7毫摩尔/升，就可诊断为高胆固醇血症，血总胆固醇含量介于二者之间者为边缘性或临界性升高，也属不正常情况。血总胆固醇升高的确切病因尚不详知。有的发病与家族遗传有关，其家人中多有血胆固醇升高者，而且有的很年轻即发生了冠心病。有的患者则可能因长期大量进食含胆固醇甚多的食物，如肥肉、猪油、动物内脏、贝壳类海鲜等，而使血总胆固醇升高。此外，肥胖、年龄增长（老年）、女性绝经等也与血总

胆固醇升高有关。总之，大多数患者的发病是遗传基因缺陷或者这种缺陷与环境因素相互作用所致，只是目前尚难于对每位患者的病因做出诊断。因而称为"原发性高胆固醇血症"。少数患者的发病是其他疾病，如甲状腺功能过低、慢性肾病、糖尿病所致；某些药物如利尿剂中的氢氯噻嗪、激素类中的泼尼松或地塞米松等长期服用也可导致血胆固醇增高，因为这类患者的发病是在原有的疾病基础上产生，故称为继发性胆固醇血症。不论本病为原发还是继发，它们都表现为血中的低密度脂蛋白—胆固醇（LDL-C）升高。血胆固醇与低密度脂蛋白的增高是促发冠心病的重要危险因素，所以，高胆固醇血症的防治是预防冠心病与动脉粥样硬化的关键措施之一。

2. 高甘油三酯血症

凡血液中甘油三酯超过1.7毫摩尔/升即为本症。其病因也与饮食有关，长期进食含糖类过多的食品、饮酒、吸烟以及体力活动过少都可引起其发生。甘油三酯明显升高常见于家族遗传疾病，与遗传基因异常有关，这些患者的血液抽出后，上层往往像奶油状，下层则混浊。他们较易发生急性胰腺炎。糖尿病、胆道阻塞等疾患也可促使"继发性甘油三酯血症"的产生。甘油三酯增高也很可能是冠心病和动脉粥样硬化的危险因素，患者有极低密度脂蛋白（VLDL）的升高，如果其HDL-C还同时明显降低，便更易促发冠心病。

3. 混合性高血脂

血中总胆固醇与甘油三酯同时升高时即可诊断为本病。其病因也与遗传、饮食或其他疾病有关，由于两种血脂成分均异常，且其HDL-C常常明显降低，故引发冠心病的可能性更大。

4. 低高密度脂蛋白血症

HDL-C水平降低将增加冠心病的危险。低HDL-C血症（HDL-C<0.9毫摩尔/升）被列为冠心病的主要危险因素之一。低HDL-胆固

醇血症可伴有下列三种血清脂质改变：

（1）HDL-C血症伴LDL-C水平升高；

（2）低HDL-C血症伴高甘油三酯血症；

（3）低HDL-C血症伴有正常血清脂质，即孤立性低HDL-C血症。

低HDL-C血症常见于肥胖、吸烟、缺乏运动的人。吸烟愈多，HDL-C水平愈低。当然也可见于某些疾病，如糖尿病、急性肝炎、肝硬化、肾病综合征、尿毒症和胰腺炎等。饮食不当，如总热量和碳水化合物摄入过多，也可使HDL-胆固醇水平降低。此外，长期素食者血清总胆固醇含量虽然不高，但有时可伴有HDL-C水平降低。

血脂异常确诊后，患者应检查血糖、肝、肾功能和有关的心脑血管疾病的相关的内容，并注意尽可能确定有无促使血脂异常的其他疾病，必要时还需化验家族中有关成员的血脂，以便查明病因，为进一步治疗打下基础。

严重的高胆固醇血症的分类

大多数严重的高胆固醇血症为遗传性脂蛋白代谢紊乱所致，而且没有引起继发性胆固醇升高的原发病变。临床上最容易查出的严重的高胆固醇血症有三种，即家族性高胆固醇血症、严重的多基因高胆固醇血症和家族性混合型高脂血症。下面我们分别介绍：

1. 家族性高胆固醇血症

家族性高胆固醇血症（FH）是一种常染色体显性遗传疾病，人群发生比例为1∶500，其特征为低密度脂蛋白胆固醇（LDL-C）水平明显升高，常常超过61毫摩尔/升，伴肌腱黄色瘤和早发冠心病。病因是由于肝脏表面特异性的LDL受体数目减少或缺乏，导致肝脏对血循环中LDL-C的清除能力下降，进而引起血循环中LDL-C的水平升高。根据LDL受体的数目，分为两种类型：纯合子型家族性高胆固醇血症和杂合子型家族性高胆固醇血症。

纯合子型家族性高胆固醇血症临床上极其罕见，发生率仅为1/200万人。这类患者由于LDL受体缺乏，出生后不久血清总胆固醇水平就很高，一般在 18.1～31.1毫摩尔/升之间。随年龄的增长，可以在身体的许多部位发生皮肤黄色瘤和肌位黄色瘤。大多数患者在40岁以前就有严重而广泛的动脉粥样硬化，冠状动脉、颈动脉、髂动脉、股动脉等都会受累，甚至有患儿3岁时就死于心肌梗死。

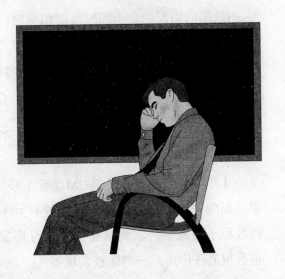

杂合子型家族性高胆固醇血症临床上并不少见。这类患者LDL受体数目仅为正常数目的一半，故其血清总胆固醇水平较正常人明显升高，大部分患者血清总胆固醇水平最终可达9.1～12.9毫摩尔/升，伴有皮肤黄色瘤和肌位黄色瘤的发生。患者常常过早发生冠心病，男性患者通常在40～50岁出现冠心病症状，而女性患者则大约比男性迟10年发生。

2. 家族性混合型高脂血症

家族性混合型高脂血症在人群中的发病率为1%，其特征是同一家族不同成员中血清总胆固醇、三酰甘油中一种升高，或是两者同时升高。

病因是单基因还是多基因的缺陷目前尚不清楚。血清总胆固醇水平常介于7.5～9.1毫摩尔/升之间。血清三酰甘油水平变化较大，大约2/3的患者呈轻度至中度的升高。这种高脂血症可以表现在儿童时期。受高脂蛋白血症的影响，患者常见早发冠心病，大约10%的心肌梗死患者伴有这种血脂异常。

3.严重的多基因高胆固醇血症

在严重的高胆固醇血症中，这种疾病是常见的临床类型，在成年人中发病率为1%。其特征是血清低密度脂蛋白—胆固醇（LDL-C）水平超过5.7毫摩尔/升，患者常常有早发的冠心病。7%的多基因高胆固醇血症患者的第一代亲属有血清LDL-C水平的升高。为了与家族性ApoB缺陷所引起的高胆固醇血症相鉴别，需要进行分子水平的检查。

严重的多基因高胆固醇血症的治疗与杂合子型家族性高胆固醇血症的治疗相似，在药物治疗方面无需联合用药。

Ⅰ型高脂蛋白血症的临床特点

Ⅰ型高脂蛋白血症（高CM血症）极罕见，属于遗传性疾病，系脂蛋白脂酶先天性缺陷，外源性三酰甘油不能被水解，造成大量乳糜微粒堆积于血液中。本病常在青少年时期发生，且在10岁以内被发现，也有报道在出生后一周即被发现者。

1. 主要临床表现

皮肤变化，可为最早出现的症状，在肘、背和臀部可见皮疹样的黄色瘤，但未见眼睑黄色斑瘤和肌腱黄色瘤；肝脾肿大，其大小程度随血三酰甘油含量高低而改变；反复腹痛，常伴急性胰腺炎发作；当血清三酰甘油显著升高时，眼底可出现脂血症性视网膜病变。

2. 生化特点

由于乳糜微粒增高，血浆呈奶油样，放置4℃冰箱过夜时，上层呈"奶油"样盖，下层澄清；三酰甘油明显增高，而胆固醇正常或仅轻度增高，胆固醇/三酰甘油比值<0.2。

Ⅱ型高脂蛋白血症的临床特点

Ⅱ型高脂蛋白血症也称家族性高胆固醇血症，是显性遗传性疾病。本型比较多见。

1. 主要临床表现

黄色瘤，可发生于眼睑部，表现为眼睑周围的一种黄色斑，称为眼睑黄色瘤。也可发生于肌腱，例如在手肘、跟肌腱处呈丘状隆起，称为肌腱黄色瘤。此外，还可见皮下结节状黄色瘤，好发于皮肤易受压迫处，如膝、肘关节的伸侧和臂部，有时也见于手指和手掌的褶皱处。

早发动脉粥样硬化，约60%以上的病例在40岁以前即有心绞痛等动脉粥样硬化的表现。

脂性角膜弓，常在40岁以前，眼角膜上即可出现典型的老年环，形如鸽子的眼睛。

2. 生化特点

Ⅱa型和Ⅱb型的临床表现基本相似，但其生化特点则有所不同。

Ⅱa型放置后血浆外观完全澄清，胆固醇含量增高，三酰甘油含量正常，胆固醇/三酰甘油比值>1.5；Ⅱb型放置后血浆外观多数澄清，但也有少数轻度混浊，胆固醇和三酰甘油同时增高，胆固醇/三酰甘油比值不定。

 Ⅲ型高脂蛋白血症的临床特点

Ⅲ型高脂蛋白血症（高β-VLDL血症）常为家族性，是隐性遗传性疾病。

1. 主要临床表现

患者常在30岁时出现扁平黄色瘤（为橙黄色的脂质沉着），常发生于手掌部；结节性疹状黄色瘤和肌腱黄色瘤。早发动脉粥样硬化和周围血管病变，常伴有肥胖和血尿酸增高，约40%患者可见糖耐量异常。

2. 生化特点

血浆中出现异常的脂蛋白，放置血浆通常混浊，且常有一模糊的"奶油"层；胆固醇和三酰甘油通常都增高，胆固醇/三酰甘油比值≥1。

 ## Ⅳ型高脂蛋白血症的临床特点

Ⅳ型高脂蛋白血症（高VLDL血症）。本型在临床上非常多见，常于20岁以后发病，可为家族性，呈显性遗传，但更多的还是属于后天所引起的。

本型的特点是内源性三酰甘油含量增高，可能是由于肝脏合成增加，或者由于周围组织清除减弱。

1. 典型的临床表现

肌腱黄色瘤、皮下结节状黄色瘤、皮疹样黄色瘤及眼黄色斑瘤；视网膜脂血症；进展迅速的动脉粥样硬化；可伴胰腺炎、血尿酸增高；多数患者伴糖耐量异常。

2. 生化特点

放置血浆外观澄清或混浊，但无乳糜微粒顶层；三酰甘油明显增高，而胆固醇多数正常或轻度增高，胆固醇/三酰甘油比值不定。

V型高脂蛋白血症的临床特点

V型高脂蛋白血症系Ⅰ型和Ⅳ型的混合型，即高乳糜微粒和高β-脂蛋白血症，可同时兼有两型的特征。最常继发于急性代谢紊乱，如糖尿病酮症酸中毒、胰腺炎和肾病综合征等，但也可为遗传性。

1. 主要临床表现

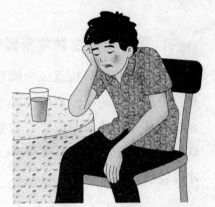

患者常于20岁以后发病，以肝、脾肿大，腹痛伴胰腺炎发作为主要临床表现。患者对饮食和内源性三酰甘油耐受不良，且常具有糖耐量异常和高尿酸血症。

2. 生化特点

患者对饮食和内源性三酰甘油耐受不良，且常具有糖耐量异常和高尿酸血症。放置血浆上层呈"奶油"样，下层混浊；三酰甘油明显增高，胆固醇增高，胆固醇/三酰甘油的比值大于0.2而小于1.15。

 ## 血液浑浊就是高血脂吗

如果出现这种情况就要区别对待了。首先要明确，有时候血液中脂肪过高时，的确会让血液呈混浊状。不过有时候血液看起来浊浊的不一定就是患上了高血脂。例如抽血检查，因为抽的血是静脉血，本来看起来就比较暗，可它并不是高血脂造成的结果。

另外，有些项目的检查，抽血不需经过禁食，例如验血色素、甲状腺功能，如果是刚吃完饭后抽的血，甘油三酯较高，血液也会比较浊。一般的抽血检查，例如验胆固醇，需要事前禁食8小时。街头小广告常把血浊和脖子酸、脚麻连在一起，事实上，如果只是纯粹高血脂的问题，没有其他病变，是不会产生任何症状的。

血脂检查时的注意事项

1. 第一次抽血异常别紧张

如果检验结果接近或刚刚超过参考值，就应该间隔一周再复查。在同一家医院的实验室再次抽血复查，尽量减少或避免由于实验室误差、个体变异造成的假象。如果发现血脂明显异常，就应该立即进行饮食控制、运动计划等措施，1个月后再次复查血脂，如果仍为异常，才需要接受药物治疗。

2. 饮食习惯不可改变

只有在抽血化验前2周内保持了平常的生活习惯和饮食习惯，才能真实反映出血脂的情况，进而才能确定是否需要接受药物治疗，以及正在服用的药量是否合适等情况。

3. 三天内避免进食高脂类食物

这是因为血脂尤其是甘油三酯，容易受短期食物中脂肪含量的影响而升高。我们曾经遇到过这样的患者，化验前一天吃了很多烤鸭，第二天抽出来的血都是乳糜状的，这种"浑浊"的血液透光度差，肯定会影响化验结果。所以，在抽血前三天内应避免日常生活以外的高脂饮食，例如聚餐等，以免造成血脂升高的假象。

4. 验血前一天要戒酒

临床医生发现，大量一次性饮酒者，其体内的血脂浓度在2~3天之内尤其是甘油三酯的浓度明显会有显著升高。所以专家忠告患者朋友，在抽血前3天内一定不能大量饮酒，24小时内连少量饮酒都不可以。

5. 空腹10~12小时再抽血

一般来说，餐后2~4小时，血脂浓度达到最高峰，如果这时抽血，化验结果血脂就会偏高，造成数据不准。而8小时后基本恢复至空腹水平。可如果空腹时间过长，也可因身体里储存的脂肪被"动员"起来，会使甘油三酯的浓度升高，影响血脂测定结果，所以，以空腹10~12个小时为佳。例如，要在早晨8点抽血，那么前一天晚上20点以后就不要再进食了，可以少量饮水；而到晚上22点以后最好连水也不要喝了。

6. 早饭喝粥也不行

在人体内，脂类、糖类、蛋白质三大代谢系统会互相影响，除了油脂，许多其他营养因素的摄入也会引起血脂水平变化。例如，大量吃糖，也会引起甘油三酯水平升高。所以，在抽血前的12小时内，除了少量饮水，所有的食物都不能吃，一定要保证绝对空腹。

7. 到医院后不宜立即抽血

抽血前一天最好不要进行剧烈运动，而在抽血前应先在椅子上坐着休息5~10分钟。如果不能坐着，那么自己保持安静5~10分钟以后再抽血。

温馨提示

请心脏科医生分析结果

血脂的标准值不能一概而论，一定要请专业的心脏科医生分析才行。这是因为每个人的疾病危险因素不同，自己是否患有高血压、糖尿病，是否吸烟等情况，在分析结果时都要诚实告诉医生，先进行心血管病的危险分层，然后依据分层所得的结果来确定血脂治疗的目标值。不同危险程度的患者，应有不同的血脂正常值。

教会你看血脂化验单

　　血脂的高低是衡量一个人是否健康的一项重要指标。无论你患了哪种疾病，还是正常体检，都会有血脂检查这一项目的。通常来讲，血脂化验单主要包括以下4个指标：总胆固醇（TC）、甘油三酯（TG）、低密度脂蛋白（LDL）和高密度脂蛋白（HDL）。

1. 总胆固醇（TC）

正常参考值：2.8～6.2毫摩尔/升。

临床意义：

增高：常见于动脉粥样硬化、肾病综合征、胆管阻塞、糖尿病、黏液性水肿、高血脂等。

降低：常见于恶性贫血、溶血性贫血、甲状腺功能亢进、营养不良等。

2. 甘油三酯（TG）

正常参考值：0.23～1.24毫摩尔/升。

临床意义：

增高：常见于动脉粥样硬化、肥胖症、严重糖尿病、肾病综合征、胰腺炎、迁延性肝炎、脂肪肝、糖原累积病、高血脂等。

降低：常见于甲状腺功能亢进、肝功能严重低下、恶病质等。

3. 低密度脂蛋白（LDL）

正常参考值：1.9～3.5毫摩尔/升。

临床意义：

增高：常见于心脑血管疾病，亦见于甲状腺功能减低、肾病综合征、肝脏疾病、糖尿病等。

降低：则要警惕脑卒中的发病危险。

4. 高密度脂蛋白（HDL）

正常参考值：>1.0毫摩尔/升（>40毫克/分升）。

临床意义：

有的临床工作者认为，HDL是一种抗动脉粥样硬化的脂蛋白、冠心病的保护因子，其含量与动脉狭窄程度呈显著负相关，在估计心血管的危险因素中其临床意义比总胆固醇和甘油三酯重要。

增高：可使动脉粥样硬化的危险度降低。

降低：常见于脑血管病、冠心病、高甘油三酯血症、吸烟、糖尿病等可使动脉硬化的危险度增高。

5. 血脂异常分析

血脂异常是指总胆固醇（TC）、甘油三酯（TG）、低密度脂蛋白（LDL）三者和高密度脂蛋白（HDL）低下。

血脂异常是引起心脑血管疾病的重要因素，而低密度脂蛋白升高是导致冠心病的主要原因。

血脂异常分析参考值见下表。

血脂异常分析参考值

测定项目	毫摩尔/升（mmol/L）	毫克/分升（mg/dl）	临床意义
总胆固醇（TC）	<5.2	<200	合适
	5.2～6.2	200～240	临界升高
	≥6.2	≥240	升高

续表

三 酰 甘 油（TG）	<1.7	<150	合适
	1.7～2.3	150～200	临界升高
	2.3～5.5	200～500	升高
	≥5.5	≥500	非常高
低密度脂蛋白（LDL）	<2.6	<100	最合适
	2.6～3.4	100～130	合适
	3.4～4.1	130～160	临界升高
	4.1～5.0	160～190	升高
	≥5.0	≥190	非常高
高密度脂蛋白（HDL）	<1.0	<40	低
	>1.6	>60	高

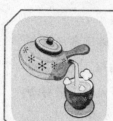

第二节

症状：你的身体会说话

尽管高血脂发生极其隐蔽，悄无声息，但根据专家的长期临床经验和患者朋友的体会感言，还是不难发现它的踪迹的。再狡猾的狐狸终究逃不出猎人敏锐的眼睛。看"高血脂"的症状终于浮出了水面，露出了端倪。

黄色瘤，皮肤肌腱异常突起

有黄色瘤并不一定是高血脂，但如果出现黄色瘤、角膜轮就有可能患了高血脂。

黄色瘤中最常见的是眼睑内侧略呈黄色的小颗粒，称为"眼睑黄色瘤"。在老年人群中发现黄色瘤并不一定是高血脂，但如果40岁以下的年轻人出现黄色瘤，就可能患有高血脂，应该立刻做详细检查。家族性高胆固醇血症表现为：皮肤或肌腱处出现黄色瘤；皮肤黄色瘤常出现在肘部、膝盖等关节部位；肌腱黄色瘤一般看不见，只有触诊时才能感觉到肌腱变厚；手掌黄色瘤很少见，但它是高血脂的一种特异性症状，严重时手连东西都握不住；当三酰甘油的浓度达到每升数十克时，臀部、腹部会出现斑疹性黄色瘤，表现为直径2～3毫米的黄色隆起。

温馨提示

认识高血脂的隐蔽和严重性

由于高血脂的发病是一个慢性过程，轻度高血脂通常没有任何不舒服的感觉，较重的会出现头晕目眩、头痛、胸闷、气短、心悸、胸痛、乏力、口角歪斜、不能说话、肢体麻木等症状，最终会导致冠心病、脑卒中等严重疾病，有时还会直接威胁生命。

关节疼痛，都是胆固醇升高惹的祸

患有家族性高胆固醇血症时，如果胆固醇含量过高，会有关节疼痛的表现。

究其原因是过多的胆固醇形成一种叫做"黄色瘤"的肿块造成的。此肿块如果出现在关节里就会引起关节疼痛，但这种情况非常罕见，只有在血中胆固醇的含量达到一定程度时才会出现。

高血脂常常发展很长时间也没有什么症状，除非已经发展为动脉硬化，进而动脉阻塞、破裂出现心脑血管意外，这时才有明显症状。但出现这些症状时大部分病例已经很严重了。所以，一旦诊断为高血脂就应该充分重视，如果觉得没有症状而不接受进一步检查和治疗，说不定什么时候就会发展成为危及生命的疾病。

性功能减退，阴茎动脉堵塞

据专家临床观察发现，高血脂不仅仅会引起冠心病、高血压，有可能会导致性功能减退。据报道，在对阳痿患者进行检查时，发现患者的阴茎动脉管内有大小不等的阻塞物，而这些阻塞物的形成正是血中胆固醇（TC）过高所造成的。当这些阻塞物将占据血管内径的1/4时，那么就有可能发生阳痿了。所以临床医生提醒，如果男性出现性功能减退或阳痿有可能是高血脂患者，所以临床专家提醒有必要检测患者的血脂水平。

背部疼痛，三酰甘油含量高

高血脂通常没有什么自觉症状，但需要特别提醒的是，还有一种特殊情况，就是如果三酰甘油值超过2.26毫摩尔/升时，可能会于饭后2小时左右出现背部疼痛，这时病情可能会转化为急性胰腺炎。

这也说明了血中中性脂肪含量在不断地升高，这与饮酒和吃富含脂肪的食物有很大的关系。胰腺位于胃的后方，餐后食物到达十二指肠时，胰腺的分泌功能最旺盛，所以胰腺炎容易发生在餐后2小时左右，表现为背部疼痛。因此，若在上述情况下发生背部疼痛，应该怀疑为胰腺炎，及时去做血脂方面的检查。

背部疼痛

急性胰腺炎，血脂过高而突变

据临床医生观察表明：明显的高甘油三酯血症就很有可能引起急性胰腺炎。

急性胰腺炎是多种病因导致胰酶在胰腺内被激活后引起胰腺组织

自身消化、水肿、出血甚至坏死的炎症反应。临床以急性上腹痛、恶心、呕吐、发热和血胰酶增高等为特点。病变轻者称为轻症急性胰腺炎，以胰腺水肿为主，临床多见，病情常呈自限性，预后良好。少数病情重者称为重症急性胰腺炎，表现为胰腺出血坏死，常继发感染、腹膜炎和休克等多种并发症，病死率高。

角膜弓，不是老年人的专利

角膜弓又称为老年环，如果有人在40岁之前出现，一般预示多伴有高血脂发生。它以家族性高胆固醇血症多为常见。高血脂可以致使眼底改变的原因是由于富含甘油三酯（TG）的大颗粒脂蛋白沉积在眼底小动脉上引起光散射所造成的，"角膜弓"常常是严重的高甘油三酯血症并伴有乳糜微粒血症的特征表现。

肝大，镜检下的重要标示

肝脏肿大是临床上常见的异常体征，是发现和判断疾病的重要依据，正常情况下，肝脏在右侧肋缘下不易被触及，但体型瘦高的人在肋缘下也可触及肝脏下缘（此时叩诊肝脏上缘多有相应的下移），其肝脏边缘平滑、柔软，较锐、无触痛，肝区无叩击痛。

> **温馨提示**
>
> 引起肝大是由很多原因造成的，但其中有一种是血液中的脂肪成分多，胆固醇（TC）积存于肝脏的脂肪内而引起肝大。所以临床提示，肝大除要排除慢性肝病、占位性病变外，其中有可能是高血脂的重要信号。

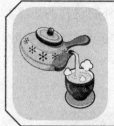

第三节

病因：揪出高血脂"元凶"

对症疗法，只适合一些不知病因的治疗，或者是某些癌症的晚期保守治疗。而要想彻底地治好某一种病的最好办法就是"对症治疗"，这也是我国中医所倡导的"追根求源"。"除恶务尽，斩草除根"，对于高血脂就要运用这样的方法，把它彻底地从患者身上清除掉。既然明白了这个道理，我们就找找它发生的原因吧。

 ## 抹不掉的阴影——遗传

遗传可通过多种机制引起高血脂，可能发生在细胞水平上，主要表现为细胞表面脂蛋白受体缺陷以及细胞内某些酶的缺陷（如脂蛋白脂酶的缺陷或缺乏），也可发生在脂蛋白或载脂蛋白的分子上，大多是由于基因缺陷引起的。

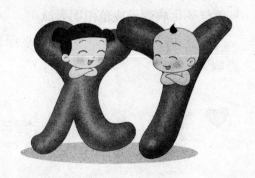

5种类型的高脂蛋白血症都可以发生遗传，但国内临床上最常遇到的是Ⅱ型高脂蛋白血症，即家族性高胆固醇血症。某医院曾对1例家族

性高胆固醇血症的死亡病例进行尸体解剖，发现患者主动脉内膜表面到处都是粥样斑块，就如同涂上了一层厚厚的奶油，在患者的心脏中也发现有多处心肌梗死的"遗迹"。有资料报道，国外有这样的患者3岁就死于心肌梗死。这些病例多见于近亲结婚者，非近亲结婚可有效地遏制其发生率。

情绪，血脂伴着"心情"走

有些高血脂的老年患者，离（退）休后在药物和饮食习惯、生活方式不变的情况下，血脂浓度却明显下降甚至逐渐恢复正常，且血脂下降特点是稳定、持久的，并不是短暂的波动。显然其血脂浓度下降与离（退）休后工作压力降低密切相关。

精神紧张、忧虑及时间紧迫均能影响血脂代谢。离（退）休后脱离紧张的工作环境，血脂代谢障碍有可能得到纠正。

情绪紧张、争吵、激动、悲伤时均可增加儿茶酚胺的分泌和游离脂肪酸的浓度，而促使血清胆固醇、三酰甘油水平升高。抑郁会使高密度脂蛋白胆固醇降低。在动物实验中也观察到，对已形成高胆固醇血症的实验动物，每天给予动物地西泮片（安定）及抚摸，结果其动脉粥样硬化病变形成范围明显减小。

由上可见，精神、情绪等心理因素对脂质形成有一定程度的影响。

烟酒，常与高血脂握手

1. 酒为百药长，饮必适量

酒中含有的乙醇，对血脂代谢会产生一系列影响。研究发现，嗜酒者血清总胆固醇、三酰甘油、低密度脂蛋白均会明显升高，尤其是后两者，而这些患者患高血压、脑卒中和肝硬化的危险性也大大增加。

2. 吸烟有害健康，当避而远之

对血清总胆固醇水平的影响：吸烟者血清总胆固醇水平通常比不吸烟者高10%～15%。同时发现，全血中三酰血红蛋白浓度高达10%～20%，推测血清总胆固醇高水平可能与血中一氧化碳浓度升高有关。

对血清高密度脂蛋白胆固醇的影响：吸烟与血清高密度脂蛋白胆固醇水平呈负相关。无论男、女吸烟者，其血清高密度脂蛋白胆固醇水平均比不吸烟者低0.13～0.23毫摩尔/升。吸烟者血清三酰甘油和胆固醇与高密度脂蛋白胆固醇之比也较不吸烟者高。但吸烟者的血清高密度脂蛋白胆固醇与三酰甘油水平呈负相关，针对吸烟者血清高密度脂蛋白胆固醇水平低，不能以三酰甘油改变解释，其实际机制目前尚不清楚，认为可能与一氧化碳抑制肝细胞线粒体合成高密度脂蛋白有关。

对血清低密度脂蛋白胆固醇的影响，暴露于烟雾中的低密度脂蛋白易被氧化修饰，形成氧化的低密度脂蛋白，提示可能是一氧化碳增加了低密度脂蛋白被氧化修饰的敏感性。

 ## 病从口入，注意你的饮食习惯

高脂蛋白血症患者中有相当大的比例是与饮食因素密切相关的。糖类摄入过多，可影响胰岛素分泌，加速肝脏极低密度脂蛋白的合成，易引起高三酰甘油血症。胆固醇和动物脂肪摄入过多与高胆固醇血症形成有关，其他膳食成分如长期摄入过量的蛋白质、脂肪、糖类（碳水化合物）以及膳食纤维摄入量过少等也与本病发生有关。

年龄，发病几率与年龄成正比

据专家研究证明，随着年龄增长，高血脂的发病率与年龄的增长呈正相关。有数据表示：20~30岁之间人体内的高密度脂蛋白（HDL）相对恒定，胆固醇（TC）和低密度脂蛋白（LDL）呈稳定上升趋势；40~60岁，体内胆固醇（TC）、甘油三酯（TG）和低密度脂蛋白（LDL）升高十分明显；而到60岁以后，高密度脂蛋白（HDL）逐渐开始下降，而低密度脂蛋白（LDL）却逐渐升高了。

从以上数据观察不难发现：当机体体现为低密度脂蛋白（LDL）受体活性下调时，可导致肝脏及周围组织胆固醇（TC）储量随着年龄的增长而增高，如65岁以上的老人，其血浆中胆固醇（TC）的升高与心脑血管病的发生都有十分密切的关系。

 ## 绝经期，女性高血脂的分水岭

根据科学数据表明，女性在绝经前其体内的血清胆固醇（TC）、甘油三酯（TG）、低密度脂蛋白（LDL）水平平均比男性的低，而高密度脂蛋白—胆固醇（HDL-C）水平则较男性明显增高。而在女性绝经以后体内的血脂代谢就开始发生紊乱了。它主要表现为血清总胆固醇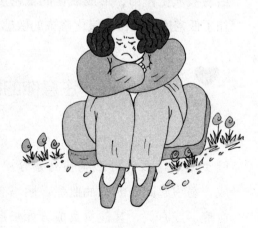（TC）、低密度脂蛋白—胆固醇（LDL-C）和甘油三酯（TG）水平逐渐增高，而高密度脂蛋白—胆固醇（HDL-C）水平却明显开始下降了。这种现象主要与绝经期后女性雌激素水平下降有关。

职业，高血脂是一种"缘分"

在职业方面，不同职业的人血清脂质和脂蛋白水平也不相同。脑力劳动者的体内血清胆固醇和甘油三酯的含量较体力劳动者的高，而高密度脂蛋白水平则明显降低；城市居民的血清胆固醇和甘油三酯含量又高于农村。

糖尿病，引起高血脂的罪魁祸首

糖尿病是由于机体胰岛素绝对缺乏或胰岛素作用不足而引起血糖异常升高的疾病。实际上，胰岛素不仅掌管着血糖的高低，它还是我们身体内其他两大类物质：脂肪和蛋白质代谢的主要调控因素。所以在糖尿病患者中，由于胰岛素的生物调节作用发生障碍，常伴有脂质代谢的紊乱，出现脂质代谢异常，引起高血脂。非胰岛素依赖型糖尿病（NIDDM）患者由于周围组织胰岛素受体的敏感性降低和数量减少，发生胰岛素抵抗、血清胰岛素水平增高，但由于脂肪细胞膜上受体不敏感，对脂肪分解作用的抑制减弱，游离脂肪酸生成增多，进入肝脏转化为甘油三酯增多，而胰岛素促进脂肪合成，导致血中极低密度脂蛋白（VLDL）及甘油三酯增多。

胰岛素依赖型糖尿病（IDDM）患者胰岛素相对缺乏，导致脂肪分解加速、加强，游离脂肪酸进入肝而生成甘油三酯和酮体，毛细血管壁脂蛋白脂肪酶活性减低，于是乳糜微粒及VLDL分解减弱，而在血中浓度增高。

糖尿病的脂代谢紊乱，以血清甘油三酯增高最明显，胆固醇轻度增高。有研究者认为NIDDM患者的血浆高密度脂蛋白（HDL）水平降低，HDL颗粒从周围组织摄取胆固醇的能力降低，导致胆固醇在这些部位的大量积聚，这可能是NIDDM患者动脉粥样硬化发病的重要因素。

所以，为了避免心脑血管病的发生，糖尿病患者除了血糖控制良好外，高血脂的治疗也是不容忽视的。

 ## 高血压，高血脂的"帮凶"

高血压病的发生和发展与高血脂密切相关。许多高血压患者伴有脂质代谢紊乱，血中胆固醇和三酰甘油的含量较正常人显著增高，而高密度脂蛋白、胆固醇含量则较低。另一方面，许多高血脂也常合并高血压，两者呈因果关系，但何为因何为果，目前尚不十分清楚。

高血压和高血脂同属冠心病的重要危险因素，两者并存时，冠心病的发病率远较存在一项者高。因此，两项并存时更应积极治疗。

 ## 甲状腺功能异常，高血脂的"先兆"

甲状腺激素一方面促进肝脏胆固醇的合成，另一方面促进胆固醇及其代谢产物从胆汁中的排泄。因此，甲状腺激素影响血清胆固醇的产生和降解。也就是说，甲状腺激素不足时，虽然胆固醇合成降低，但其排出的速度同样降低，使血中总胆固醇浓度增加。因为甲状腺功能减退，脂质的合成、动用和分解均可降低，而以后者为主，总的结果是使血脂浓度增高，但三酰甘油显著增高较少见。

脂蛋白增高主要是低密度脂蛋白水平增高。有的研究者认为此病患者低密度脂蛋白受体环节缺陷，低密度脂蛋白与甲状腺激素水平呈较明显负相关关系，而与促甲状腺激素水平呈正相关关系，故低密度脂蛋白可以作为甲状腺功能的指标。继发于垂体功能低下的甲状腺功能减退，也可出现同样的血脂改变。血脂增高常出现在黏液性水肿之前。本病患者动脉粥样硬化的发病率增高可能与高血脂有关。

肝病，高血脂的"危险伙伴"

许多物质包括脂质和脂蛋白等是在肝脏进行加工、生产和分解、排泄的。一旦肝脏有病，则脂质和脂蛋白代谢也必将发生紊乱。以中老年人最常见的脂肪肝为例，在临床观察中可以看到，不论何种原因引起的脂肪肝，均有可能引起血脂和极低密度脂蛋白（VLDL）含量增高，表现为Ⅳ型高脂蛋白血症。及至后期，肝细胞损害进一步发展，血浆甘油三酯和极低密度脂蛋白含量反可降低，甚至出现低脂蛋白血症。

"满月脸、水牛背"，高血脂病的诱因

皮质醇对脂代谢的作用是动员脂肪，促进甘油三酯分解为甘油和脂肪酸，同时抑制脂肪合成，降低脂肪组织对胰岛素的敏感性，阻止葡萄糖进入脂肪细胞转化为脂肪。

但皮质醇还能抑制葡萄糖的利用和增强肝糖原的异生而使血糖升高，刺激胰岛β–细胞分泌胰岛素增加，另一方面，又促进脂肪合成。

由于身体内部对激素的敏感性不同，致使糖皮质激素过多时，脂肪呈向心性分布，面、颈及躯干部皮下脂肪增加，而四肢部位相对较少，形成"满月脸"、"水牛背"等特有的病态外观。

库欣综合征患者的脂肪动员和合成均被促进，但合成代谢相对较强，而致脂肪总量增多，故可出现高血脂，约有半数患者发生动脉粥样硬化。

肥胖，都是脂肪代谢惹的祸

肥胖症最常继发引起血三酰甘油含量增高，部分患者血胆固醇含量也可能增高，主要表现为Ⅳ型高脂蛋白血症，其次为Ⅱb型高脂蛋白血症。

肥胖者的脂肪代谢特点是：血浆游离脂肪酸升高，胆固醇、三酰甘油、总脂等血脂成分普遍增高，说明脂肪代谢紊乱。肥胖者的血浆胆固醇水平在5.2毫摩尔/升以上的可占55.8%。男子在60岁以后，女子在50岁以后，血浆胆固醇水平都将显著升高。

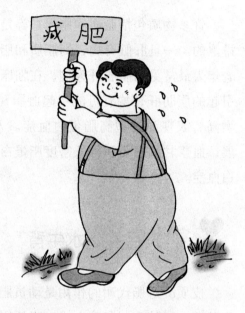

患肥胖症时，机体对游离脂肪酸的动员利用减少，血中的游离脂肪酸积累，血脂容量升高。碳水化合物引起的高三酰甘油血症的患者容易肥胖。当这类患者进食的碳水化合物较多或正常时，血浆的三酰甘油升高；而减少碳水化合物的摄入量，高血脂就可好转甚至消失。同样，体重下降也能使这些患者的血浆三酰甘油下降至正常水平。血浆胆固醇和三酰甘油的升高与肥胖程度成正比。形成的高血脂易诱发动脉粥样硬化、冠心病、胆石症和痛风等疾病。血脂水平的下降对于防止动脉粥样硬化及冠心病都具有重要意义。所以说肥胖者控制饮食、减轻体重是十分必要的。

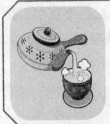

第四节

危害：亮红灯警钟长鸣

　　人都会生病，可有些疾病对人体伤害是微小的、短暂的，可以恢复的、可逆转的，但是高血脂却不是这样的，它的危害是严重的、长时间的，甚至有些伤害是不可逆转的（如眼疾失明，腿疾跛行等）。因此，了解它的危害性，可以提高人们的警惕和加强对它的预防。

 ## 血脂升高会跛行

　　人至老年，经常会抱怨耳背、眼花、腿不利索。可见腿脚不便利在老年人中并不少见，间歇性跛行是老年人腿脚不便利的主要原因。间歇性跛行是指在步行一定的距离后，出现小腿和大腿肌肉的疼痛，必须停止活动，然后休息一段时间后方能消失。腿部血管的狭窄是间歇性跛行的原因，那又是什么原因导致腿部血管狭窄的呢？

　　下肢血管正常时，运动后血管中的血液随之增加，因此能够满足运动时的血液和氧气的需要。但存在腿部血管狭窄时，开始血管中的血液还能随运动增加，但增加到一定程度后就不再继续增加，因此当活动量达到一定程度时，肌肉就会出现缺血和缺氧，产生缺血缺氧性疼痛。血管壁上的粥样斑块是导致血管狭窄的直接原因，其实，血管壁本身并不能产生脂肪，斑块中脂肪来源于血液中的脂肪，就像河床上的淤泥来自流动的河水一样。血脂主要反映血液中的脂肪含量，血脂越高，脂肪在血管壁上沉积越多，产生粥样斑块和血管狭窄的危险性也增高。这种斑块中有大量的脂肪堆积，性状似稀饭，因此称为粥样斑块，粥样斑块表面由纤维包裹，突出血管腔，引起血管狭窄，就像河床上有泥沙淤积一样，严重时就会发生血栓而造成阻塞。

血脂升高可导致双目失明

　　高血脂是引起视网膜血栓形成的最常见的原因。高血脂在眼睛内部引起的病变，其后果比皮肤或肌腱等部位的黄色瘤严重得多。当患者有严重高血脂时，血液中含有的大量富含三酰甘油的脂蛋白可使视网膜血管颜色变淡而近乳白色。而这些脂蛋白有可能进一步从毛细血管中漏出，这就是视网膜脂质渗出，在视网膜上呈现出黄色斑片。如果脂质渗出侵犯到黄斑则可严重影响视力。高血脂引起的视网膜静脉血栓形成，后果更加严重，而且不易被及早发现。高浓度的血脂可以激活血小板，使其释放多凝血因子，造成血小板聚积性增高，血管内血栓形成。若血栓发生于眼睛内，可以造成视网膜血管阻塞。中央静脉阻塞可表现为视盘周围环状出血和渗出及视网

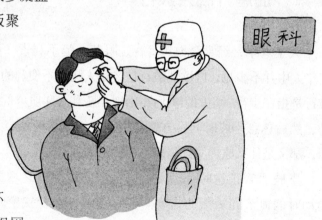

膜静脉扩张。这种情况可引起视力严重下降，在老年人，严重的视力下降可造成双目失明。

血脂升高往往牵手肺栓塞

由于种种原因，致使肢体很少活动，从而导致下肢或深部静脉血栓形成，当血流变缓时，脱落栓子可顺血流入肺，形成急性肺栓塞。

肺栓塞一般被认为在西方发病率高，例如美国每年有63万人发病，占心血管发病率的第三位，其中5万人因治疗不及时而死亡，病死率仅次于肿瘤、心肌梗死。我国之所以发现少，可能与我们对这个病的认识还不足、检查手段落后，还有漏诊的可能。

肺栓塞绝大部分栓子来源于深部静脉血栓，形成深部静脉血栓的基本原因有血流缓慢、血管壁损伤、粥状动脉硬化等。

温馨提示

肺栓塞的易患人群

肺栓塞常见于肥胖者、老年人（尤其是高血脂患者）、长期卧床、静坐少动者（如计算机前，麻将夜战，长途乘飞机、火车、轮船等）。妊娠盆腔血管受压易于产生盆腔静脉血栓，从事各种久坐久立职业（如外科大夫、理发师）也易形成下肢静脉曲张，曲张静脉很易形成血栓。创伤、手术、慢性心肺疾病、口服避孕药以及某些血液病等都有可能引起深部静脉血栓，增加肺栓塞的发病率。

肾受损伤，血脂升高是祸首

血脂异常就会损伤肾脏，主要有以下几个方面：

1. 肾小球硬化

高血脂可引起血管内皮细胞损伤和炉灶状脱落，导致血管壁通透性升高，血浆脂蛋白得以进入并沉积于血管壁内膜，其后引起巨噬细胞的清除反应和血管平滑肌细胞增生并形成斑块，而导致动脉硬化。肾动脉硬化、管腔狭窄，可使肾脏发生缺血、萎缩、间质纤维增生。若肾血管阻塞则相应区域梗死，梗死灶机化后形成瘢痕，如此导致肾小球硬化。在肾外则可加速冠状动脉硬化的发生，导致冠心病和增加患者发生心肌梗死的危险性。

2. 肾小球损伤

高血脂可引起脂质在肾小球内沉积，低密度脂蛋白可激活循环中单核细胞并导致肾小球内单核细胞浸润，而引起或加重炎症反应；同时肾小球的系膜细胞、内皮细胞均能产生活化氧分子，促进脂质过氧化，氧化的低密度脂蛋白（OX-LDL）具有极强的细胞毒作用，导致肾组织损伤。

3. 肾病综合征

大量的观察证明，肾病综合征患者的血脂发生了异常变化，例如血浆中的三酰甘油、低密度脂蛋白水平均有升高；测定尿中脂质，发现有利于人体的载脂蛋白从尿中丢失了。血脂或称血浆中的脂质，主要指胆固醇和三酰甘油等，这些血脂成分需要与一种特殊的球蛋白结合，才能在血浆中运转，这种特殊的蛋白质，被称为载脂蛋白。脂质与载脂蛋白组成了血浆脂蛋白，血浆脂蛋白又有多种分类。其中，高密度脂蛋白可以把脂质转运至肝脏，让肝脏把它分解，避免血中脂质过高以致增加它在血管壁沉积的几率，对人体有保护作用；而低密度脂蛋白则促进脂质在血管的沉积，对人体不利。

温馨提示

脂质异常是怎样损伤肾脏的呢？

曾经有人用富含脂质的食物大量喂给大鼠、豚鼠、家兔，使它们血浆中出现高血脂，结果发现它们的肾小球增大，肾脏组织发生变化，显微镜下发现有部分的肾小球硬化。而且，这些变化的程度，与血浆中的胆固醇升高程度有密切关系，从而证实了血脂升高可以损伤肾脏。对于人类来说，如果肾脏没有任何损伤，高血脂是不会直接造成肾脏病的。但是，如果有了肾脏病，情况就不同了。已经发生了肾脏病，如果血中低密度脂蛋白升高，它就会与肾脏内的细胞特异性地结合，引起细胞的增殖，既促进了肾小球的硬化，也可以说是慢性肾衰竭的前奏。

近年专家们还发现，血浆中载脂蛋白水平的变异并不明显，可是肾脏组织中有载脂蛋白的沉积。一旦出现沉积，尿中排出的蛋白量会更多，血浆总蛋白水平更低，如果做肾穿刺，发现肾组织中的硬化改变更明显。因此，认为载脂蛋白在肾脏的沉积可加速肾脏的损伤，此种局部的沉积，比全身血脂升高对人类肾小球的损伤更严重。血浆中载脂蛋白A水平升高，亦是促进动脉粥样硬化的危险因素，还有引发血管内栓塞的危险性；原有肾脏病，也会加速肾功能恶化的速度，因为血浆脂质的异常，可以促进血液凝固，肾小球内也有纤维蛋白的沉积，故肾脏病也加重了。血脂异常不仅增加冠心病的危险性，也会引起原有的肾脏病的损伤加重。认识了其严重性，建议患有肾脏病时，应常规做血脂的化验，如果有不利于肾脏病的变化，尽快治疗。

脂肪肝，血脂升高难逃其咎

高血脂之所以会引起脂肪肝，是因为肝脏与脂质物质的新陈代谢密切相关，它可使脂肪的消化吸收、氧化、转化以及分泌等过程保持动态平衡。凡由于各种原因使脂肪代谢功能发生障碍，致使脂类物质的动态平衡失调，脂肪在肝细胞内大量堆积，就会引起脂肪肝。高血脂患者由于营养过剩，致使肝细胞内堆积脂肪、胆固醇、三酰甘油或磷脂，一般患者可以毫无症状，往往在体检时发现有脂肪肝。中、重度脂肪肝可有明显症状，如肝区不适等。目前，脂肪肝的诊断主要靠腹部B超检查。

血脂高促发恶性心血管事件

血脂升高有可能导致冠心病，是人们最关心的问题，因为冠心病可以发生心绞痛、心肌梗死甚至猝死。肯定地说，无论胆固醇增高，还是三酰甘油增高，都是冠心病的主要危险因素，因为两者都会促进动脉粥样硬化的形成和发展。另外，血脂是构成血液黏度的因素之一，因此，高血脂还可导致血浆黏度增加，促进血栓形成，使原来已经发生粥样硬化的血管进一步狭窄，甚至促发恶性心血管事件。

血脂升高严防胰腺炎的"偷袭"

高三酰甘油血症也可引起胰腺炎。当血清呈乳糜状、三酰甘油水平过高（超过11.3毫摩尔/升）时会在血管内、肝脏、胰腺等堆积，一旦触发胰酶连锁反应，激活的胰酶能将三酰甘油分解为大量游离脂肪酸。未与白蛋白结合的游离脂肪酸有很强的毒性，容易损伤胰腺，而使胰腺细胞膜溶化，产生化学性胰腺炎。有胰腺炎病史者更易发生此并发症。

许多高脂蛋白血症患者有间歇性上腹痛，而血清淀粉酶未达到诊断胰腺炎的水平（过去有胰腺炎发作史者更是这样），这可能是胰腺炎的早期表现。

温馨提示

综合治疗胰腺炎

治疗胰腺炎，患者除了在医生指导下服用药物非诺贝特（力平之）降三酰甘油外，还要少吃甜食、零食、夜宵，晚餐不宜过饱，多食富含欧米伽–3脂肪酸（ω–3脂肪酸）的食物如鲑鱼、金枪鱼、沙丁鱼、鱼油、甜杏仁、马齿苋等。此外，还要多运动，因为运动不仅可以"燃烧"体内过多的脂肪，把过高的三酰甘油降下来，有效预防冠心病，还可降低诱发胰腺炎的危险。

血脂升高，年轻人寿命短

胆固醇偏高的年轻人寿命短，原因是他们晚年发生心脏病和其他心脑血管病的几率要比正常人高。研究显示，胆固醇水平高于240毫摩尔/升的人，死于心脏病的几率比胆固醇水平低于200毫摩尔/升的人要高2～3.6倍；超过280毫摩尔/升的人死亡率则要高2倍。因此，人们应该从20岁就开始注意和保持合理的胆固醇水平，而不是到了五六十岁才想起来如何降低胆固醇，因为那时很可能已经来不及了。

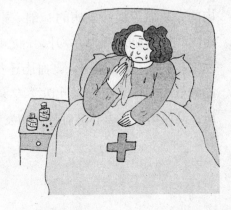

血脂升高，培育多种病的"温床"

高血脂是人体脂肪代谢紊乱的临床表现。它是一个慢性疾病过程，可能10年或者更长时间才出现临床症状，如心绞痛、头晕等。高血脂患者由于血脂含量高，所以在动脉内壁脂肪斑块沉积速度快，当达到一定的程度（即斑块将血管内壁阻塞到一定程度），使血液供应发生不足时就出现临床症状。高血脂的最大危害即它最终将导致冠心病和脑血管病。脂肪斑块阻塞到供应心脏血液的动脉支时，即发生冠心病；当阻塞到脑动脉及其分支时，即会出现脑血管病。

大量的基础研究资料和临床实践证明，高血脂与动脉粥样硬化的形成和发生、发展有着极为密切的关系。医学实验已经证明，在高血脂的持续作用下，血管壁细胞不能维持脂类代谢平衡，脂类即在动脉壁沉积；高血脂可改变血管壁细胞生物膜的脂质组分，使之更易遭到自由基攻击，导致功能结构改变，甚至细胞死亡，形成粥样物质。此外，血液流变学的研究也证明，高血脂可以改变血黏度，影响红细胞、血小板聚集，可以增加血黏度，使血液处于高凝状态，使血栓易于形成，进而诱发心绞痛、心肌梗死等。多种统计资料一致表明，20世纪80年代以来，我国心脑血管疾病患病率和发病危险因素在持续上升，心脑血管疾病已成为致死、致残的主要原因。死于心脑血管疾病者占总死因的40%还多，而动脉粥样硬化正是包括冠心病、脑卒中在内的心脑血管疾病发病的基础。根据最近的研究，在东方人群中血清胆固醇每增加0.6毫摩尔/升，冠心病发生的相对危险性增加34%，病死率增高2倍。不仅如此，高血脂还可能是糖尿病、肾脏疾病、甲状腺功能减低的临床表现。因此医学专家们发出了"积极防治高血脂、高血压、高血糖，减少心脑血管疾病发病率"的呼吁。

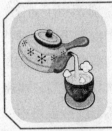

第五节

防治：趋利驱弊从细节做起

俗话说，有病治病，无病健身。对于疾病总的宗旨是，突如其来的就要治疗；对于有预见性的，而还没有发生的疾病就要去预防。中医学上叫做"治未病"。而对于像高血脂这样的"隐形杀手"，我们就应该认清危害，高瞻远瞩，目光长远，防在治先，防治并重。下面就来了解防治高血脂的一些措施吧。

 ## 警惕血脂"正常"酿悲剧

一位年仅41岁的男士张某拿着血脂化验单问医生他的血脂是否正常，医生回答说都在正常范围。不久，张某在一次旅行途中突发心肌梗死，未及时抢救而死亡。尸体解剖发现：左冠状动脉100%阻塞，但此处的动脉硬化斑块只堵塞了血管腔的25%！其余75%是新鲜血栓。直接病因是：血流冲击此处的动脉硬化斑块，导致突然破裂，血小板等大量聚集封堵破裂出血处，血管腔堵死致血流中断，使心肌缺血缺氧引起心脏骤停而猝死。

为什么血脂在"正常"范围还会发生这样的悲剧呢?专家分析他的

血脂指标：总胆固醇2.5毫摩尔/升，三酰甘油1.55毫摩尔/升，低密度脂蛋白－胆固醇3.59毫摩尔/升，高密度脂蛋白—胆固醇0.9毫摩尔/升，都在正常边缘，是刚"及格"，这就好比考试100分制，他只得了60分！

医学研究证实：血脂中的卵磷脂这个指标和高密度脂蛋白共同清洁血液，清洗、疏通血管，在正常范围内越高越好。高血脂的本质是卵磷脂过低导致高密度脂蛋白过低，总胆固醇、三酰甘油过高。高密度脂蛋白—胆固醇正常范围：0.9～2.2毫摩尔/升。高密度脂蛋白中，卵磷脂占32%，胆固醇17%，卵磷脂：胆固醇=2：1。卵磷脂是"运输船"，胆固醇是"货物"，高密度脂蛋白的特点：卵磷脂含量高，胆固醇少，船大货少，为"血液清洁船"，有余力把血液中和血壁上的胆固醇"装"上带到肝脏代谢，从根源上防止脂质沉积到血管壁上。高密度脂蛋白—胆固醇增加0.03毫摩尔/升，心脑血管病的危险性减低4%。

温馨提示

怎样区分胆固醇的"好坏"

"好的胆固醇"就是高密度脂蛋白中的胆固醇。低密度脂蛋白中卵磷脂占22%、胆固醇45%，卵磷脂：胆固醇=1：2，为"超载沉底船"，装载大量胆固醇，极易"翻船沉底"沉积到血管壁上形成易破裂斑块。"坏的胆固醇"就是指低密度脂蛋白中的胆固醇，其正常范围1.8～3.6毫摩尔/升，低于2.6毫摩尔/升较好。张某的高密度脂蛋白-胆固醇很低，血液清洁能力很差，在心冠状动脉形成了脆性斑块，突发心肌梗死是必然的。

治疗血脂"兵分三路"

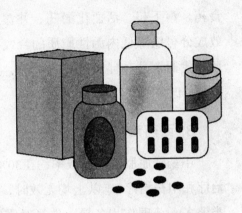

高血脂是"无声杀手"，对人体健康的危害是有目共睹的，因此，如果能使血脂保持在正常水平，尤其对于老年人来说，可极大地降低发生冠心病、脑卒中、心肌梗死等致死性疾病的危险，也使高血压、糖尿病、脂肪肝、肝硬化、胰腺炎的发病率明显减少。医学专家认为，高血脂患者需要开始治疗的标准有三个：第一个是无冠心病者胆固醇＞6.24毫摩尔/升，低密度脂蛋白＞4.16毫摩尔/升；第二个是有冠心病者胆固醇＞5.72毫摩尔/升，低密度脂蛋白＞3.64毫摩尔/升；第三个是有冠心病合并动脉硬化者胆固醇＞4.68毫摩尔/升，低密度脂蛋白＞2.60毫摩尔/升。高血脂患者应该如何降血脂尚需具体情况具体分析，一般建议分三步治疗。

1. 非药物治疗

养成良好的生活习惯是降低血脂的关键。高血脂患者通过日常生活调节降低血脂，既要限制饮食减少摄入，又要加强运动增加支出，使消耗大于食量；还需注意低糖、低脂、高纤维素饮食和限制饮酒。饮食中增加山楂、葱头、木耳、香菇、燕麦、大蒜、大豆、茶叶、海带等健康食品，有助于降血脂。

2. 中药治疗

因人体胆固醇形成的30%是通过饮食吸收，70%是通过肝脏合成，所以有些患者无论怎样控制饮食和加强锻炼，也无法控制高血脂。因此，这类患者在非药物治疗1年后，仍不见效就宜服用中药治疗。

降血脂的中药不仅有较好的降血脂疗效，还有调节机体、标本兼治的效果，而且不良反应少。据统计，目前中成药占医院药房降血脂药物的7.4%，还有部分患者使用单味中草药水煎或茶饮服用，例如消食药、泻下药、活血化淤药、补益药、利水渗湿药等。这些中药的有效成分可以降低内源性脂质的合成，抑制外源性脂质的吸收，纠正脂质的代谢紊乱，促进脂质的清除，同时还可减轻血液黏稠度和胰岛素抵抗，改善血小板的聚集等。

3. 西药治疗

中药降血脂的总有效率约在30%，因此多数高血脂患者通过非药物治疗和中药治疗1年以上均无效时，应服用西药治疗。调血脂西药的种类繁多，药理作用各异，选择时需要参考血脂异常的类型以及患者合并疾病的种类。另外，由于人体合成胆固醇的时间在凌晨两三点，所以降胆固醇的西药晚上睡前服用效果更好。患者每服用2个月后，需复查血脂，肝、肾功能和肌酸磷酸激酶，一方面根据血脂的变化调整服药的剂量，另一方面密切观察药物是否产生肝、肾功能和横纹肌损害等不良反应。

常吃水果和蔬菜，可使血脂降下来

蔬菜和水果中含有丰富的维生素及大量的纤维素，极少量甘油、脂肪酸，可降低血液中胆固醇含量，预防高血脂疾病的发生。

其中，维生素C可促进胆固醇降解，转为胆汁酸，从而降低血清总胆固醇水平；同时，增加脂蛋白脂酶的活性，加速血清极低密度脂蛋白及三酰甘油降解，从而降低血清三酰甘油（TG）水平。最重要的是维生素C又是一种重要的生理性抗氧化剂，可减少动脉粥样硬化（CHD）的形成。维生素E可延缓动脉粥样硬化病变的形成；维生素E影响并参与胆固醇分解代谢的酶的活性，有利于胆固醇的转运与排泄。另外，蔬菜、水果中的纤维素、各种微量元素，对于降低血脂水平也很有益。

限制胆固醇和脂肪的摄入量

如果直接摄入过多的脂肪和胆固醇，尤其是饮食中动物脂肪和胆固醇摄入量过多，会直接引起血脂的升高。这是因为动物的脂肪酸和胆固醇成分和人类相接近，更容易被人体消化吸收利用。

在饮食上应避免过食、偏食，少吃冰淇淋、巧克力、甜食及其他高脂肪、高能量、高胆固醇的食物。对血脂增高的饮食防治原则，应掌握"五低"，即热量低、总脂肪量低、饱和脂肪酸低、胆固醇低和食盐量低。并在生活中注意适当的体力锻炼，建立良好的作息制度。

患者食物烹调要讲究

做食物的方法多种多样，因而它们的营养价值也不尽相同。根据高血脂患者需用低脂、低热量饮食的特点，介绍几种适合高血脂患者饮食的烹调方法：

1. 蒸

蒸在饮食保健的烹饪方法中经常使用。方法是，先将食物拌好调料，然后隔水蒸熟。也可将食物放入米粉包、荷叶或菜叶中蒸，还可将食物直接放入容器中蒸，又叫清蒸。也有在食物中加水或汤、盐蒸。蒸食的特点是原汁原味，保持食物中的原有营养成分不变。

2. 炖

炖也是食物加工的常用方法，又名清炖，如炖肉、炖鱼等。炖是将食物洗净切块后下锅，加入适量清水，放入调料，武火烧开，撇去浮沫，改文火炖至熟烂。食物的特点是原汁原味，质地软烂。

3. 煮

煮也是常用方法之一，如煮面条。方法是将食物下锅加水，先用武火煮沸，再用文火煮熟即可。煮的时间比炖的时间短，适用于体积小易熟的食物。其特点是味道新鲜，食物中有营养价值的成分能较好地溶解于汤汁中。

4. 熬

熬是在煮的基础上再继续用文火熬至汁稠而烂。适用于含胶质多的食物，其食物特点是食物稠而烂，味浓易消化，适宜于老年人食用，如熬粥。

5. 凉拌

凉拌是生食或近乎生食的一种方法。将食物洗净切细，用开水烫后再加调料拌匀即可。适用于蔬菜类食物，能较好地保存营养素不被破坏，特点是鲜嫩而脆，清香可口。

> **温馨提示**
>
> 高血脂患者不宜选用的烹饪方法是焖、炒、炸、烧等。

切记：单纯少食多餐不靠谱

大家都以为少食多餐可降低高血脂，对此，专家指出，对于高血脂患者来说，如果能够根据血脂增高的类型，确定合理的膳食，该吃的吃，不该吃的严格禁止，然后在此基础上做到少食多餐，并且确保每餐不过量，那么对于降低高血脂还是很有好处的，但是，如果单纯依靠少食多餐，那就太片面了。

仅胆固醇高而三酰甘油正常者，合理膳食的关键是限制胆固醇摄入。应忌吃或少吃含胆固醇的食物。对于一些胆固醇含量并不高的食物，如瘦猪肉、牛肉、鸡肉、鱼等，可适量吃一些，以补充营养。

仅三酰甘油高而胆固醇不高者，首先，要限制进食，增加运动，使体重尤其是腹围降到正常范围；其次，对于糖类（碳水化合物）的摄入要严格控制；第三，要戒酒，因为长期血液中乙醇（酒精）浓度高可促使三酰甘油含量上升。

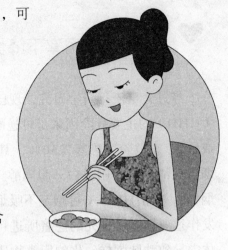

对于血胆固醇和三酰甘油都高者，专家建议对饮食的控制要十分严格，既要限制高胆固醇食物，又要降低体重，还要戒酒。

 ## 排便要定时，血脂不升高

养成每天排便的好习惯，做到或达到每天排大便1次是起居疗法的一个重要方面。中医学十分重视人体正常排大便的保健价值，并认为"频泄诚耗气，强忍则大肠火郁"。我国唐代药王孙思邈说："忍大便，成气痔。"气痔为中医学病名，症见肛门肿痛、大便艰难、便血、脱肛等。现代医学研究结果表明：人的肠腔中存在大量细菌，人每天摄食的食糜（经咀嚼和胃肠消化后的食物）经细菌发酵分解，会产生一系列的有毒物质，如醛、酮、氨、过氧化脂质以及多量的胆固醇等物质被人体肠道重新吸收，进入循环，不仅直接危害脏腑，而且会诱发高血脂等病症。因此，专家们指出，必须重视"负营养"的排出，意在告诫人们要重视人体代谢废物对健康的危害，及时排便。

戒烟，患病率下降健康指数上升

　　经过大量流行病学研究，现已公认，吸烟作为冠状动脉粥样硬化（CHD）的主要危险因素是可逆的。停止吸烟，危险程度迅速下降，戒烟1年，危险度可降低50%，甚至与不吸烟者相似。如前所述，吸烟与血清高密度脂蛋白—胆固醇（HDL-C）水平负相关，但停止吸烟1年，血清HDL-C可增至不吸烟者水平。据一项研究发现，对近期发作过急性心肌梗死的患者所进行的血清学检查显示，已戒烟的患者体内导致动脉粥样硬化的脂类物质的水平与不吸烟的患者接近。纽约Rochester医学院的学者们研究了吸烟对1045例心肌梗死后患者的血脂和凝血酶原参数的影响，其中43%的患者为既往吸烟者，24%的患者为目前吸烟者。在随后2个月的随访中发现，吸烟者其体内载脂蛋白B（ApoB）升高的几率是非吸烟者的 129%，体内出现高胆固醇水平的几率比非吸烟者高100%；与非吸烟者相比，目前吸烟者体内ApoB水平升高的危险性增加 64%，体内胆固醇水平升高的危险性增加76%。而对于缺血性心脏病患者来说，戒烟可大大降低缺血性心脏病患者动脉粥样硬化形成的风险，且可减缓动脉粥样硬化及心血管并发症发展的进程。需特别指出的是，被动吸烟者血清HDL-C水平也下降，TC水平也升高，对此应给予足够重视。

限酒，低度酒不超50毫升

　　经研究观察指出，适量饮酒对人体有益。少量持续饮酒，对脂质代谢状况有明显改善，自然促成血中高密度脂蛋白（HDL）升高，血脂降低，动脉粥样硬化的渠道被切断，保护心血管系统，降低冠心病发病率。美国哈佛大学医学院研究观察证明，日饮酒量＜50毫升，可以使血中低密度脂蛋白水平减少，使高密度脂蛋白增加，防止了脂肪沉积，从而使冠心病死亡率大大降低。最近，越来越多的研究指出，保护心脏的办法之一是饮适量的果酒。特别是红葡萄酒，它可以减少冠心病的发生。也正因如此，美国心脏病协会推荐，即使是那些患有心肌梗死的冠心病患者，也可以适量饮低度酒，但日饮酒量＜50毫升为宜，禁饮烈性酒。我国医学专家研究观察指出，经常习惯性地适量饮酒者，无论男女，其血中高密度脂蛋白水平将会升高。有人观察了34例绝经期妇女，每日饮酒30毫升，4个月后，与对照组比较，血清高密度脂蛋白升高10％，低密度脂蛋白—胆固醇（LDL-C）下降8％。哈尔滨医科大学心血管病研究所研究观察证明，适度饮酒对人体脂肪代谢产生有益，饮酒组高密度脂蛋白水平显著高于非饮酒组，并可使冠心病发病率明显降低。

 ## 调理好心情，血脂不"攀高"

保持健康向上的心理状态，对高血脂患者来说具有特别重要的意义。早在2000多年前，中医学就已认识到情绪与内脏的密切关系。如《黄帝内经》所述："肝在志为怒，心在志为喜，脾在志为思，肺在志为悲，肾在志为恐。"并指出：五脏功能协调，精神活动就正常。所谓"五脏安定，血脉和利，精神乃居"；反之则会导致情绪或精神异常。另一方面，情志活动的异常，也会影响人的脏腑气血的正常生理活动。倘若一个人处于情志刺激状态，如思虑伤脾，脾失健运；或郁怒伤肝，肝失条达，则气机不畅，膏脂在体内运化输布升高，血脂升高，时久而导致高血脂。因此，营造一个好的情志（亦即精神生活）状态，对防治高血脂是大有裨益的。高血脂患者可以根据自己的爱好，尤其是中老年人，或选择旅行游览、种花养鸟，或习书作画、欣赏音乐等等，都可以陶冶性情，培育情操，从而使情志和畅，益于身心，有助于高血脂的康复。

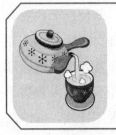

第六节

误区：寻归正途避误区

高血脂，一个棘手的病症。西医已经宣判没有根治的药物，需要终生服药；而中医虽有根治的理论，可是目前依然没有拿出令人满意的处方。对于这样一个病症，本来保守治疗就已经是难上加难啦，如果这时再陷入治疗的误区，岂不要人命哉？对此，就几个常见的误区拿来以飨读者，望其莫背道而驰。

 ## 误区1：高血脂就是单一的一种病症

说起高血脂，你一定不陌生。高血脂通称为高脂血症。是以单纯高胆固醇血症，或单纯高三酰甘油血症，或两者兼见的血脂代谢紊乱性疾病。就病因而言，有的是由多个遗传基因缺陷与环境因素相互作用所致；有的是由饮食饱和脂肪酸过高、进食过量，吸烟，运动量少，肥胖，某些药物等引起；有的则是继发于其他疾病。所以，高血脂不是一种特定的疾病，而是一组疾病。由于血脂在血液中都是以与蛋白结合的形式存在，所以又有人将高血脂称为高脂蛋白血症。高血脂与动脉粥样硬化、心脑血管病、糖尿病、脂肪肝、肾病等的发病有着密切关系，是形成冠心病的主要危险因素之一。高血脂的直接损害可加速全身动脉粥样硬化，因为全身的重要器官都要依靠动脉供血、供氧，一旦动脉被粥样斑块堵塞，就会导致严重后果。高血脂还可引起肝脏损害，当血脂升高超过机体代谢需要时，脂肪便在肝脏内堆积起来，形成脂肪肝。

 ## 误区2：素食可以"拒绝"高血脂

现实生活中，很多人都将"血脂偏高"、"胆固醇异常"等高血脂病变单纯看做是吃得太好的缘故，由此，将素食看成是与高血脂等"富贵病"绝缘的有效途径。事实上，这并非是远离高血脂的避风港。

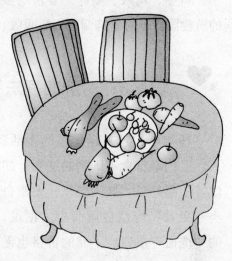

身高1.75米的孙小姐体重只有55千克，因为母亲有高血脂，也为了一箭双雕保持自己的窈窕身材，几乎天天吃素食。然而，换岗入职前的身体检查中，孙小姐却被查出患有高血脂。这一诊断结果着实让孙小姐百思不得其解："我那么瘦，怎么也会有高血脂?"从病理上来看，高血脂的形成主要是因为人体的代谢过程出了问题，而不良的生活方式起了推波助澜的作用。脂肪、蛋白质、糖类，这三类物质在体内是能互相转换的，有些人因为遗传的关系或其他的因素造成身体对这三类物质的代谢障碍。尤其是脂质代谢障碍，促进肝脏产生过多的三酰甘油和富含胆固醇的脂蛋白，就造成了高血脂。

相应地，也不是喜欢吃肉就会导致高血脂形成。油脂摄入量长期超标，才是导致高血脂等慢性病发病的主要原因之一。专家认为，依靠长期素食来预防高血脂，非但起不到作用，还可能造成营养不良、骨质疏松等。同时专家还建议市民改变饮食习惯，饮食总量控制，结构合理，选用有利于人体健康的煮、蒸、炖、煲、凉拌等烹调方式，少用煎、炸、炒等用油多的烹调方式。

　　自然，也不是说就可以肆无忌惮地去吃肉，毕竟合理的饮食与生活方式对预防高血脂有着重要的意义。比如，对于有遗传性倾向的高血脂患者，药物治疗无明显改善，主要通过调节饮食结构来改善，尽量不吃或少吃含胆固醇高的食物，如动物的内脏、脑子、骨髓、鱼子、贝类、乌贼、鳝等。要常吃多纤维的蔬菜、瓜果，它们含有大量的植物固醇，可以抑制胆固醇吸收，起到抗动脉硬化作用。

 ## 误区3：“洗血疗法”就可以根治高血脂

　　现如今，越来越优越的生活条件培养了一大批越来越懒的都市人。人们奉行食不厌精的法则，却对必要的锻炼惧怕有加。殊不知，吃好了喝好了，腰围渐长，血脂自然也高了。于是，洗肠、洗血等一类“免动”疗法应运而生。据说，时下最流行的就是刚刚进入京城的“洗血疗法”。不菲的价格也无法阻挡人们降低血脂的热情，刚一开业，要求洗血的人就已排起了长队。钟爱美食、拒绝运动的“懒人们”自谓有福了，可专家的建议却与此大相径庭，他们认为：通过洗血来达到降脂的行为实不可取。所谓“洗血疗法”就是将患者的血液以每秒1毫升的速度，抽进一种称为“血脂分离系统”的仪器里，血液被分成血细胞和血浆，接着血细胞又被输回体内，血浆被送入过滤器。通过过滤，血浆中的低密度脂蛋白等有害物质就此被滤出体外，以达到降低血脂的目的。全过程大概需要3～4小时。

　　其实，洗血疗法仅适用于血脂水平超过正常标准1倍以上、依靠吃药也降不下来或不良反应严重及对人体危害特别大、不时出现头晕眼花的高血脂患者。但也有些心内科专家认为，利用洗血方法降血脂只适用于遗传性高胆固醇血症的患者，而此病的发病率仅为1/10万。也就是说，多数人并不适合使用这种降血脂的方法。况且，一般的高血脂患者偶尔洗一次血也不能达到降血脂的作用。据专家讲，洗血还有可能造成一些不良反应，如在清除体内有害的低密度脂蛋白的同时，对人体有益的部分高密度脂蛋白和免疫球蛋白也被洗掉了，另外还可引起变态反应等。所以，专家强调，调控血脂无懒可偷，只有遵循一定的生活规律和药物控制，才有可能健健康康地把血脂降下来。

 ## 误区4：没有症状就意味着血脂正常

　　高血脂最危险的正是它不易为人们所觉察，临床表现隐匿，但后果严重，有"沉默杀手"之称。虽然有一些蛛丝马迹可寻：如隆凸于皮肤的黄色瘤（可分布于眼睑、肌腱、肘、膝、臀或踝部等，但除眼睑扁平黄色瘤易被看到外，其他部位均较隐蔽不易发现），但专家建议：20岁以上成年人应每5年进行一次空腹血脂谱检查，包括总胆固醇、低密度脂蛋白—胆固醇、高密度脂蛋白—胆固醇和三酰甘油，以便早期发现、早期干预。

 ## 误区5：血脂化验正常就意味着身体正常

　　血脂化验检查结果在正常范围并不一定就不需要治疗，关键要看个体情况，例如低密度脂蛋白—胆固醇（LDL-C）为3.5毫摩尔/升，对于一个无任何心血管疾病危险因素的健康个体而言，确属正常范围，无需降脂治疗，但对已患过心肌梗死、做过支架治疗、冠状动脉搭桥手术、患糖尿病或同时有多种危险因素的患者，则该血脂水平明显有危害，应把LDL-C降至2.6毫摩尔/升以下。但通常化验报告中只把总胆固醇高于5.98～6.24毫摩尔/升标示为血胆固醇升高，结果使迫切需要降脂治疗的患者误认为自己无需降脂。

误区6：降血脂，首选降低胆固醇

因为降脂药物在肝脏代谢，因而可加重肝脏的损害。因此，活动性肝炎的患者不适合服用降胆固醇的药物。

动脉粥样硬化是一个相当缓慢的过程，某一时期内停止服用降脂药物，对治疗原发性高胆固醇血症的远期效果的负面影响是微乎其微的，再加上胆固醇及其生物合成途径的其他产物是胎儿发育不可缺少的成分，包括类固醇和细胞膜的合成。值得注意的是，他汀类降脂药物在降低胆固醇生物合成的同时，就已经减少了胆固醇生物合成通路的其他产物，孕妇服用这类降低血脂药物很可能损伤胎儿。因此，怀孕或哺乳期妇女不宜服用降胆固醇药物，暂停服用，利远远大于弊。

降低血脂药物及其代谢产物是否经人乳分泌，目前还缺乏研究，尚无理论和证据予以充分证明。由于许多药物经人乳分泌，而且降脂药物有潜在的不良反应，从这一角度来说，哺乳期妇女还是不适合服用降脂药物的。

显而易见，并非所有的冠心病患者都适合进行降低胆固醇的治疗。七旬的老年患者，慢性充血性心力衰竭、痴呆、晚期脑血管疾病或活动性恶性肿瘤的患者，采取降脂治疗是有很大弊端的。

误区7：降血脂就意味着降低三酰甘油

现已确切证明，胆固醇升高则患冠心病的危险性就会增高。总胆固醇降低10%相当于冠心病死亡危险减少15%，总死亡危险减少11%；而低密度脂蛋白—胆固醇（LDL-C）与动脉粥样硬化和冠心病危险相关，其降低10%，则冠心病危险减少20%，它才是防治冠心病的首要目标，降脂最重要的是降低LDL-C，而非三酰甘油。另外，糖尿病作为冠心病的高危症，其未来10年发生心肌梗死的危险超过

20％，等同于已患过心肌梗死者再次发生心肌梗死的风险，尽管其血脂异常多表现为三酰甘油高和高密度脂蛋白—胆固醇（HDL-C）低，但 LDL-C更为重要，只要其LDL-C没有达标（2~6毫摩尔/升），降低LDL-C仍为首要干预目标。

误区8：血脂正常，就可以立即停药了

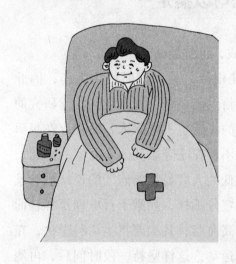

在高血压的治疗过程中，当血压长期稳定后，即可试行减少药物剂量和种类，以最少的药物和尽可能低的剂量维持目标血压。而对于调节血脂药来说，目前并没有证据表明血脂达标后减量或停药的可行性。长期大规模临床试验得出的令人鼓舞的结果都是建立在固定剂量或逐渐递增剂量的基础之上的。另外，也有临床观察显示，达标后减量往往引起血脂反弹。同时，减量也容易动摇患者坚持降脂治疗的信念，不利于长期疗效的维持。因此，只要没有特殊情况，如出现严重或不能耐受的不良反应，就不应减量。只要LDL-C不过低≤1.3毫摩尔/升就应继续使用。

误区9：降脂药物反应严重就不用

事实上，大多数人对他汀类药物的耐受性良好，通常有0.5%~2.0%的病例会发生肝脏转氨酶升高，减少药物剂量常可使升高的转氨酶下降，再次增加剂量或选用同类药物时，转氨酶常不会升高。他汀类药

物在某些情况下可引起非特异性肌痛或关节痛，通常不伴有肌酸激酶（CK）增高，而严重的肌炎比较罕见，至于致死性横纹肌溶解则更为罕见。肌炎最常发生于合并多种疾病或使用多种药物治疗的患者。

如果患者尤其是联合用药患者CK高于正常值上限10倍，则应慎重考虑，予以停药、随访，待症状消失、CK下降至正常，再重新开始治疗。

 ## 误区10：降血脂轻松可以搞定

治疗高血脂，我们需要打持久战，也就是说需要长期治疗。

有专家指出，目前高血脂不能根治，患者需要终生服药，因此自称可以根治此病的药品都不能相信。高血脂一直是现代医学研究的热点，随着研究的不断深入，对它的了解也不断深入，的确存在越研究问题越多的现象。尽管如此，也不存在吃降脂药改变血凝的问题，而且"服用降脂药以后胆固醇水平低的人容易患癌症"的说法没有丝毫的科学依据。降血脂并非像有的宣传那样，如乘下行电梯那样轻而易举。患者首先一定要了解什么是高血脂；其次要将生活科学化，在医护人员的指导下，按比例吃饭、运动，这样坚持一段时间后，再测量血脂，这样的数据才更客观。随后，要在正规医院的医生指导下服药，科学化的生活方式依旧不可变动。这样再保持一段时间以后，如果血脂依旧降不下去，就属于机体本身存在代谢障碍，代谢障碍是目前医学暂时解决不了的。

虽然降脂药物的种类很多，但疗效显著、被人们运用最多的只有两类：一是他汀类，辛伐他汀、普伐他汀及洛伐他汀等。二是贝特类，非诺贝特、吉非贝齐等。他汀类抑制胆固醇合成，主要用于以总胆固醇升高为主及混合型高脂血症；贝特类用于以三酰甘油升高为主型。他汀类明显降低血清低密度脂蛋白浓度，同时轻、中度降低三酰甘油以及轻度升高高密度脂蛋白水平，疗效肯定。国际上进行有关降脂的临床试验绝大多数属于该类降脂药。

第二章

食养食疗，吃对降脂保健康

　　生活好了，但健康指数却下降了，对此，很多人有一种说法是，现代人血太"油"了。因此，高脂血症随之而来，那么，吃出来的病还能吃回去吗？事实上，病有来路，必有归途，一日三餐吃对了也能轻松降血脂。

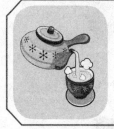

第一节

专家指导：饮食降脂有法则

既然食药同源，就说明高血脂是可以通过吃来达到缓解或解除病痛的。由此可见，吃不可盲目，吃更不可乱了章法。那么，针对高血脂我们究竟应该遵循哪些规则和章法呢？这也正是本小节所要向您阐述的。切记，要想治病，也要循规蹈矩，不可乱吃呀。

 ## 高血脂患者饮食有法则

高血脂患者的饮食治疗应注意以下几个方面：

1. 控制食量，防止肥胖

高血脂患者的饮食要合理，食量应控制，应有效地将体重控制在正常范围内，要防止肥胖。一般用控制饮食、适当锻炼的方法来减轻体重、降低血脂为好，不轻易采用饥饿疗法来降低血脂、减轻体重。

2. 清淡饮食，素食为主

高血脂患者的饮食宜清淡，可以素食为主，并配以适量的荤食。谷类、干果类、豆类及豆制品均可食用；荤食中，可食用鱼类等水产品及部分动物瘦肉，既可补充机体蛋白质等营养素的需要，又不会导致血脂升高。但高血脂患者不宜长期吃素食，以防止蛋白质等营养素的缺乏。

3. 宜用素油

高血脂患者宜用素油，如豆油、菜油、芝麻油、玉米油、米糠油等；忌用荤油，如猪油、鸡油、鸭油等；也忌用富含油脂类成分的黄油、奶油、乳酪等添加类食品。

4. 限制糖类摄入量

限制糖类摄入量，使其控制在占总热量的55%~60%范围内。患者应忌食砂糖、小果糖、饴糖、蜜糖以及含糖较多的糕点及罐头食品，并注意烧菜、喝牛奶和豆浆时最好也不要放糖。宜选用含灰分高的糖类，如红糖、玉米糖、蜂蜜等。

5. 忌食肥腻甘厚

高血脂患者忌食肥腻甘厚，高胆固醇、高脂肪食物如肥肉（猪肉、羊肉、狗肉等）、猪等动物内脏（如脑、肠杂、肾、心等）应严格限制摄入量，以免妨碍血脂的调整。高血脂患者应力戒吸烟及酗酒，以利于血脂的恢复。

6. 补充优质蛋白

适当补充蛋白质的摄入量，尤其是豆类及豆制品、瘦肉、去皮家禽、鱼类等，可适当多食用些。

7. 补充膳食纤维

高血脂患者应在饮食中经常补充膳食纤维的摄入量。流行病学调查发现，欧美等国家随着植物性食物消耗量的减少和各种食品的过于精细而使膳食纤维的摄入量显著降低，其高血脂、肥胖、冠心病、高血压、糖尿病等富贵病的发生率不断增高。医学研究发现，素食者膳食纤维摄入量＞22克，以动物性食物为主的荤食者，其膳食纤维摄入量＜10克，对这两组居民的血脂进行比较，结果素食者的血清胆固醇

（TC）、三酰甘油（TG）、低密
度脂蛋白（LDL）、极低密度
脂蛋白（VLDL）均明显低于
荤食者。据有关资料报道，
每日摄入1～4克木质素，对
高血胆固醇者具有很好的降
胆固醇作用，其效果可与公
认的降胆固醇药物"胆固醇
酰胺"媲美。临床研究报道提
示，将橘子果胶加入到高血脂
患者饮食中3周，可使血中胆固醇
下降13％，使粪脂排泄增加44％。不

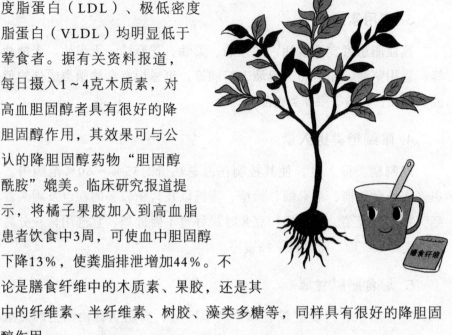

论是膳食纤维中的木质素、果胶，还是其
中的纤维素、半纤维素、树胶、藻类多糖等，同样具有很好的降胆固
醇作用。

　　当通过饮食调养及注意饮食调养原则，达不到降胆固醇的目的
时，可采用中医辨证施治，一般效果较好，尤其对家族性高血胆固醇
症效果较好。

温馨提示

含粗纤维的食物

　　荞麦面、燕麦面、玉米面以及大豆等粗杂粮，都含有较多的膳
食纤维，对改善葡萄糖耐量、降低血脂有良好的作用。另外还有茎
类和根类的蔬菜：如牛蒡、萝卜、藕、芹菜、甘蓝、青笋等；谷类
食品如小米等。麦类如大、小麦，荞麦、黑麦，还有干豆、鲜豆类
如扁豆、米豆、黑眼豆等，还有发酵豆，如纳豆；杂粮类如高粱、
玉米等。

限制热量摄入，谨防血脂攀升

降低血脂要求在膳食上应从多方面着眼，包括热量、总脂肪、饱和脂肪、胆固醇以及动物蛋白质等，都须在一定程度内加以限制。与此同时，应增加复合糖类（碳水化合物）及膳食纤维的比例。

由于机体活动所需的热量主要来源于食物中的糖和脂肪，热量供给过多，就会以脂肪的形式储存在体内，这样可导致血中三酰甘油类物质消除减慢，形成高血脂。所以高血脂患者要限制热量摄入。

怎样衡量热量的合适程度呢?如能保持理想体重，那么可以说明总热量的摄入是合适的。此外，脂肪在总热量中的比例可降至20%，其中饱和脂肪酸要低于总热量的5%，多不饱和脂肪酸可以升到相当于总热量的10%。在一定实践后，如果体重控制的效果不理想，应首先考虑进一步减少脂肪的总量与饱和脂肪酸量。

粗略估计，健康成年人每日热量供给量如下表：

健康成人每日热量供给量〔千焦（千卡）〕

体力劳动强度	18～39岁		40～49岁		50～59岁		60～69岁		70岁以上	
	男	女	男	女	男	女	男	女	男	女
极轻体力劳动	10 042（2 400）	9 205（2 200）	9 540（2 280）	8 745（2 090）	9 037（2 160）	8 284（1 980）	8 033（1 920）	9 364（1 760）	7 029（1 680）	6 443（1 540）
轻体力劳动	10 878（2 600）	10 042（2 400）	11 527（2 755）	9 540（2 280）	10 920（2 610）	9 037（2 610）	8 703（2 080）	8 033（1 920）	7 615（1 820）	7 029（1 680）
中等体力劳动	12 552（3 000）	11 715（2 800）	11 924（2 850）	11 129（2 660）	11 297（2 700）	10 544（2 520）	10 042（2 400）	9 372（2 240）	8 786（2 100）	8 201（1 960）
重体力劳动	14 226（3 400）	13 389（3 200）	13 514（3 230）	12 719（3 040）	12 803（3 060）	11 861（2 880）	11 380（2 720）	—	—	—
极重体力劳动	16 736（4 000）	—	15 889（3 800）	—	5 062（3 600）	—	—	—	—	—

注意:

极轻体力劳动:如办公室工作、组装和修理收音机、电视机和钟表等工作。

轻体力劳动:如店员售货、一般化学实验操作、教员讲课等。

中等体力劳动：如学生的日常活动、机动车驾驶、电工安装、金属工切削等。

重体力劳动：如非机械化农业劳动、炼钢、舞蹈、体育运动等。

极重体力劳动：如机械化的装卸、伐木、采矿、砸石等劳动。

少吃糖，高血脂的白色"毒药"

糖类或碳水化合物类是人体不可缺少的三大产热营养素之一，人体所需要的50％的热量是由糖类食物供给的。我国人民以米、面为主食，它们含有大量的淀粉，是人体糖类营养素的主要来源。这些淀粉经消化以后，便可转化为人体需要的葡萄糖。

从数量上来说，通过正常一日三餐所摄入的糖类，已足够人体代谢的需要，或已经超过了人体的需要。此时，如果再在饮食中加入蔗糖，或正餐之外过多地食用甜食、水果糖、巧克力等，就会使摄入的糖类过多，使其在肝脏内合成过多的脂类，就可造成体内脂肪堆积和血脂升高，并进一步引起动脉粥样硬化和心脑血管疾病。研究认为，蔗糖、果糖吃多了，在肝脏内很快变成丙酮酸，进一步转化为三酰甘油（TG）和胆固醇（TC），经低密度脂蛋白（LDL）运载而进入血液中，故致血脂升高。再有，老年人因胰腺功能下降，使耐糖量下降，过多地吃糖会引起糖代谢紊乱，故使血糖升高而诱发或加重糖尿病，而糖尿病又可加重脂质代谢紊乱和加速动脉粥样硬化及冠心病的形成。瑞士科学家在研究糖消耗量与心脑血管疾病的关系时发现，心脑血管疾病的发病率、死亡率与食糖的消耗量呈正相关。日本学者通过调查，也得出如上一致的意见。所以，有学者甚至指出，过多地吃糖对身体的危害不亚于严重吸烟，故他们把糖称之为甜蜜的白色"毒药"。

温馨提示

为防止动脉粥样硬化及心脑血管疾病的发生及发展，高血脂患者，尤其是老年性高血脂患者，除正餐饮食外，忌额外加用甜食及各种糖类。

血脂偏高，常吃膳食纤维好

膳食纤维是指膳食中不能被利用的糖类（碳水化合物）与木质素，它包括纤维素、半纤维素（或非纤维素性多糖）、木质素、果胶、藻胶、树胶、琼脂等。膳食纤维虽不能被人体消化、吸收和利用，但它是膳食中的重要成分，为人体健康所必需。膳食纤维的种类不同，其物理学特性不同，在人体内的作用也不一样，这种特性包括亲水性、黏性、酵解性、消化酶受抑制性，具有结合胆酸及离子交换等作用。

大量实验证明，可溶性膳食纤维具有很强的吸水性，进入肠道后遇水膨胀，增加粪便体积，并促进胆固醇（TC）从粪便中排出；可溶性膳食纤维还可与胆酸或其他脂质结合，可减少胆固醇的吸收和脂蛋白的合成，从而加速低密度脂蛋白—胆固醇（LDL-C）的清除。对于不可溶性膳食纤维，虽在肠道内几乎不被消化吸收，但可在肠道内形成不可溶性复合物，即木质素纤维素，故也可影响胆固醇的吸收和加速其排出。所以说，不论是可溶性的还是不可溶性的膳食纤维，都有调节血脂的作用，只是可溶性膳食纤维的降脂作用比不可溶性膳食纤维作用更强而已。水溶性膳食纤维摄入后，一般均可降低血浆总胆固醇，多数报道可降低总胆固醇5％～10％，也有报道甚至可降低25％，所降低的胆固醇类别几乎都是对心血管系统起危害作用的低密度脂蛋白—胆固醇。有人曾对43名高血脂患者进行研究观察，在对他们进行降脂饮食疗法2个月后，再分别给予可溶性和不可溶性膳食纤维16周，结果两种膳食纤维对血清总胆固醇及低密度脂蛋白—胆固醇的平均下降率分别为4.9％和48％，降脂效果以第4周最为显著，而且男性血清总胆固醇下降较女性明显。研究观察还证明，即使血清总胆固醇水平已下降至正常，可溶性膳食纤维仍有明显的降低血清总胆固醇的作用。

　　综上所述，膳食纤维具有良好的降血脂作用。所以，正常人常食用膳食纤维，有利于防止高血脂的发生；对于高血脂患者，更应多吃富含膳食纤维的食物，不仅有利于防治高血脂，而且还可以防治动脉粥样硬化和冠心病的发生和发展。

适合Ⅰ型高脂蛋白血症患者的饮食结构

　　Ⅰ型高脂蛋白血症又叫高乳糜微粒血症。这类患者因为脂蛋白脂肪酶缺乏，食物中的中长链脂肪酸（包括饱和的和不饱和的）吸收后不能被代谢，所以其特点是血中三酰甘油浓度极高，常达到56毫摩尔/升以上，而胆固醇则可能是高的，也可能是正常的。因此，其膳食的原则是严格低脂。每天摄入的食物中含脂肪总量要低于35克（包括烹调油在内）。低脂肪膳食能够治疗高三酰甘油血症、减少高乳糜微粒血症、减轻腹痛、消退黄色瘤等，是目前治疗Ⅰ型高脂蛋白血症最好的方法。另外，由于短、中链脂肪酸可直接从门静脉吸收入肝，而不需经过乳糜微粒的中间过程，这类食物有牛奶、奶油等，对Ⅰ型高脂蛋白血症患者有一定疗效。

补充脂肪酸

如果饮食中脂肪及脂肪酸长期含量过低，可造成铁、维生素E和其他脂溶性维生素的吸收不足，应注意补充。

适合Ⅱa型高脂蛋白血症患者的饮食结构

Ⅱa型高脂蛋白血症又称作高β脂蛋白血症。此型患者临床特点为高胆固醇，有时可达到26毫摩尔/升，因而其治疗原则自然以降低胆固醇为目的。前面我们讲过，人体胆固醇有两种来源，一是来自食物的，称为外源性胆固醇；二是自身肝脏和其他组织合成的，称为内源性胆固醇。所以，要使血清胆固醇降低必须从这两个方面入手。

1. 限制胆固醇摄入

每天摄入量应＜300毫克。总的来说，动物脑、蛋类含胆固醇最高，其次为鱼子、蟹子等，再次是动物内脏；鱼肉含胆固醇最低。300毫克胆固醇大约相当于90克猪肝、60克猪肾中胆固醇的含量。

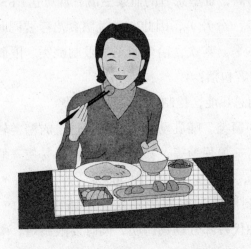

2. 抑制内源性胆固醇的生成

减少饮食中的脂肪总量，增加不饱和脂肪酸的比例，使不饱和脂肪酸/饱和脂肪酸的值 > 1.8，以减少肝脏、小肠等合成胆固醇的原料。动物性食物中特别提倡多吃鱼和某些贝类，鱼油中含有大量 ω-3脂肪酸，它是一种多不饱和脂肪酸，能独特地抑制极低密度脂蛋白—胆固醇的合成，食入量足够时还可使升高的甘油三酯水平降低。爱斯基摩人以渔猎为生，他们不患冠心病，很少得糖尿病，便是有力的例证。

温馨提示

补充胆固醇

低胆固醇低脂饮食可使血浆维生素A、维生素E的水平降低，所以要注意补充。

适合Ⅱb型及Ⅲ型高脂蛋白血症患者的饮食结构

Ⅱb型及Ⅲ型高脂蛋白血症又叫做β兼前β-高脂蛋白血症。由于Ⅱb型患者β-脂蛋白（即低密度脂蛋白）和前β-脂蛋白（即极低密度脂蛋白）均增高，Ⅲ型患者的血浆三酰甘油可达1.65～11毫摩尔/升（150～1000毫克/分升），因此，通过膳食治疗要同时控制血浆三酰甘油和胆固醇水平。其饮食治疗原则为限制糖类，限制并调整脂肪、胆固醇。具体内容包括：

第一，限制总热能，控制体重至理想水平。

第二，限制糖类。哺乳动物很容易将过量的糖类转化为脂肪，特别是蔗糖、蜂蜜、葡萄糖等，其中尤以蔗糖最易使三酰甘油增高。要限制糖类的摄入，使其少于总热能的60%。

第三，控制脂肪和胆固醇摄入。脂肪摄入量应小于总热能的20%，用植物油代替部分动物脂肪，同时要限制短、中链脂肪酸的摄入，因为它们在肝脏的中间产物是合成胆固醇和三酰甘油的原料。胆固醇摄入量每日要低于300毫克。

第四，控制乙醇（酒精）摄入量。因为乙醇可刺激脂肪组织的脂解作用，降低脂蛋白脂肪酶的活力，加重高三酰甘油血症。

第五，这种膳食可能造成缺铁，应该多吃含铁多的食物和蔬菜，如芝麻、大豆制品、芹菜、菠菜、海带、木耳、茶叶等。注意检查铁的缺乏状况，必要时以药物补充。

适合Ⅳ型高脂蛋白血症患者的饮食结构

这是一种较常见的高脂蛋白血症，其特点为血管病发病率很高，糖耐量低，三酰甘油增高，高尿酸，有家族史。实验室检查可发现三酰甘油增高，胆固醇含量正常，前β-脂蛋白异常增高，而β-脂蛋白不升高，无乳糜微粒。本病的治疗包括降体重、降三酰甘油和前β-脂蛋白。若治疗数日后三酰甘油未降低，则应进一步限制糖类，特别是单糖、双糖。

治疗原则为：控制糖类、脂肪，适当限制胆固醇。

第一，控制体重到理想水平。肥胖者必须设法减肥，因为大量脂肪细胞会摄取葡萄糖，需要机体分泌更多的胰岛素，而胰岛素可刺激肝脏合成和分泌三酰甘油。这一现象在进食时尤为突出，因而会造成内源性高三酰甘油血症。

第二，本型患者对糖类较敏感，故应控制其为总热能的50%～60%或<5克/千克体重。不吃甜食、糖果，避免饮酒。

第三，胆固醇摄入量为每天300～500毫克，相当于每周3个鸡蛋或150克内脏（分3次），对胆固醇的限制不像Ⅲ型高脂蛋白血症患者那么严格。

第四，在不增加体重的条件下不要限制蛋白质和脂肪，应多食用含不饱和脂肪酸的食物。

第五，这种膳食可能造成维生素B_1缺乏，必要时口服补充维生素B_1。

 ## 适合V型高脂蛋白血症患者的饮食结构

V型高脂蛋白血症实际是高前β–脂蛋白血症兼高乳糜微粒血症。本型患者血脂分析血浆三酰甘油增高或显著增高，乳糜微粒或前β–脂蛋白均增高，胆固醇可增高或正常。因而饮食治疗目的是降三酰甘油、前β–脂蛋白和乳糜微粒。

饮食原则：限制脂肪，控制糖类，强调降低食物中的蔗糖，适当限制胆固醇。

第一，限制总热量摄入，保持正常体重。

第二，限制脂肪在总热量的20％以下，若脂肪多而诱发患者腹痛，则更应限制脂肪。若腹痛持续存在，则应采用Ⅰ型高脂蛋白血症所用的低脂肪膳食。

第三，糖类摄入量占总热量的50％～60％。

第四，胆固醇摄入量为每日300～500毫克，相当于每周3个蛋黄的量。

第五，蛋白质占总热量的20％～24％。

第六，此种饮食可能出现缺铁，应注意补充。

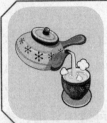

第二节　科学进补，选对适合你的"微粒方"

　　不同的食物之所以可以治疗不同的疾病，就是因为它们所含的营养元素不同。那么针对高血脂来说，对它有益的营养元素又有哪些呢？本节内容就来让你了解如何科学进补。

纤维素，降低血清总胆固醇等

食物中的植物纤维通常分为可溶性与不可溶性两种：

1. 可溶性植物纤维

可溶性植物纤维是指有吸水性的植物纤维，包括：

　　（1）纤维素，它是植物细胞壁的主要成分。

　　（2）非纤维素性多糖，是半纤维素，也可形成含水量大的胶质。

　　可溶性植物纤维主要存在于蔬菜、水果、豆类食物、燕麦麸（糖）、玉米外皮、琼脂、果胶、海草胶等食品中。

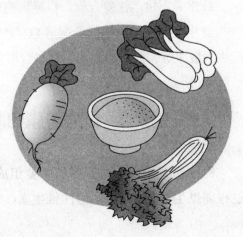

2. 不可溶性植物纤维

不可溶性植物纤维有木质素，它是植物的本质部分，为苯丙烷聚合物。

膳食中的植物纤维多为无法利用的碳水化合物（只有木质素不属于碳水化合物），对机体提供的热量甚少，但动物实验和临床膳食代谢研究均已证明，食用植物纤维有调节血脂的作用，而可溶性的又比不可溶性的作用更强；加用可溶性纤维比加用不可溶性纤维，粪便中石胆酸、胆酸、胆甾醇等减少83％，说明可溶性纤维降血清中总胆固醇（TC）的作用强，这与体内石胆酸、胆酸、胆甾醇等被可溶性纤维吸附较多有关。两种纤维膳食对血清高密度脂蛋白—胆固醇（HDL-C）的作用无差异。最终结论认为，即使经降脂膳食治疗，血清TC已下降，可溶性植物纤维仍有明显的降低血清TC的作用。

食用植物纤维降低血脂的机制可能是：

①可溶性纤维遇水膨胀，增加粪便体积和肠蠕动，促进胆固醇从粪便中排出；

②与胆酸或其他脂质结合，减少胆固醇的吸收；

③减少脂蛋白的合成；

④加速LDL-C的清除；

⑤不可溶性纤维几乎不被消化吸收，而在肠内形成木质素。

纤维素不可溶性复合物，也能影响胆固醇吸收和促进胆固醇排泄。

食用植物纤维虽能降低血清TC与LDC-C，但大量食用可导致肠腔产生大量甲烷，而引起大便量及次数增多、排气及腹胀等不良反应。

维生素C，参与胶原和酸性黏多糖的合成

医学研究指出，血管壁的主要组成成分胶原和酸性黏多糖的合成过程需维生素C参与。水溶性维生素C与脂质代谢和动脉粥样硬化的发

病存在着密切的关系，维生素C的缺乏可使血管壁脆性增加和通透性加强。经实验观察发现，缺乏维生素C，血清总胆固醇水平就会升高。长期口服维生素C，对动物的动脉粥样硬化有保护作用。另外研究还表明，每日补充维生素C 500～1000毫克，虽使多数老年人血清总胆固醇水平降低，高密度脂蛋白—胆固醇水平升高，但对体内维生素C含量较高的青年人却无此作用。因此，多数专家认为，维生素C可通过促进胆固醇的分解而降低血清总胆固醇水平，通过增加脂蛋白脂酶的活性，加速血清极低密度脂蛋白胆固醇及甘油三酯的降解，从而降低血清总胆固醇水平。

维生素C不能在体内合成，只能在食物中摄取或用维生素C制剂补充。许多新鲜水果和蔬菜中富含维生素C，但维生素C易溶于水却不耐热，通常在加热过程中被氧化或破坏。因此，不管是正常人还是高血脂患者，每日都应该吃适量含有维生素C的食物，可预防和治疗高血脂及动脉粥样硬化。中国营养学会推荐我国成人每日必须摄入维生素C 60～100毫克。

温馨提示

维生素C含量高的食物（毫克/100克食物）

食物名称	含量	食物名称	含量
刺梨	2585	金花菜	85
西印度樱桃	1300	苦瓜	84
猕猴桃汁	150～400	雪里蕻	83
鲜枣	540	青蒜	77
广西沙田柚	123	甘蓝	76
红果（即山楂）	89	太古菜	58
柿子	57	四季豆	57
橙	49	荠菜	55
柑橘	34	油菜	51
辣椒	185	小白菜	40
红柿椒	159	韭菜	39
菜花	88	菠菜	34
芥菜	86	白萝卜	30

维生素E，可以防止低密度脂蛋白氧化

维生素E是脂溶性维生素的一种，它具有调节血脂、防治动脉粥样硬化等功效。一些动物试验指出：维生素E确能降低血清总胆固醇水平，如果与维生素C、维生素B_2合用，则效果更好。它们使用于食饵性高血脂大鼠上，能使大鼠血清总胆固醇水平下降，并使血清高密度脂蛋白—胆固醇（HDL-C）升高。

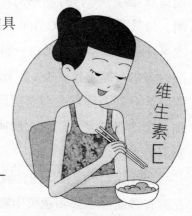

维生素E

专家认为，维生素E不仅具有中和人体血液中胆固醇的作用，而且还可以防止低密度脂蛋白氧化，从而阻止动脉粥样硬化的发生。他们的研究还指出，停用维生素E后，相应的这种血管保护作用会很快消失。所以，为了防治高血脂，患者应增加维生素E的摄入量。

健康成人维生素E的推荐供给量为每天10毫克，高血脂患者应该更多。含维生素E丰富的食物有麦胚、谷胚、各种植物油（如麦胚油、棉子油、玉米油、花生油、芝麻油、豆油等）、各种绿色蔬菜（如莴苣叶等）、鱼肝油、肉、蛋、奶、奶油及柑橘皮等。

温馨提示

1.保存维生素E应该避光，否则影响效果。

2.服用维生素E应有节。过量服用会影响健康。每日服用维生素E300毫克以上，可使机体免疫功能下降，容易发生各种疾病。每日服用维生素E400毫克以上，会发生头痛、眩晕、恶心、视力模糊以及月经过多或闭经，甚至因血小板聚集而引起血栓性静脉炎与肺栓塞。

锌，可以调节血脂代谢

锌在人体中含量为2～3克，以辅酶形式存在，对机体代谢起着广泛的调节作用。

大量流行病学研究证明，饮用硬水人群血清锌水平降低，可能与硬水中含钙（Ca^{2+}）和镁（Mg^{2+}）多，锌与钙形成复合物有关。此外，增加膳食中钙含量会使骨中锌沉积增加（锌从肝向骨转移），也会引起血清锌水平降低。膳食中过多摄入精制食品，因胃肠外营养锌摄入量不足、嗜酒、肝硬化、胃肠疾病等均可影响锌的代谢吸收或从体内丧失的锌增加，从而导致缺锌症。

缺锌可引起血脂代谢异常已被大量实验研究所证实。研究表明，膳食中锌含量对血脂代谢有重要影响，但摄入量要适当。中国营养学会推荐的每日锌摄入量成人为15～20毫克。

铜，是某些酶的催化剂，参与血脂代谢

铜在生物代谢的某些酶中起催化作用，凡依赖于铜的酶都是金属蛋白酶（如细胞色素C氧化酶、过氧化物歧化酶、多巴胺-β羟化酶等），以金属蛋白酶的形式转运参与体内亚铁（Fe^{2+}）变为高铁（Fe^{3+}）的氧化反应。人类血浆中正常的铜含量约为15.7微摩尔/升，成人每日摄入量应为2～3毫克。在遗传性铜转运紊乱（Menkes 综合征）的患者体内，铜含量严重低下，而血清LDL-C异常升高，这也说明铜对血脂代谢有一定影响。另外，对于腹泻、吸收不良并伴有低蛋白血症，或接受胃肠外营养者，可产生铜缺乏。膳食中的氨基酸和新鲜植物组分，有助于铜的吸收，若过量摄入铜，可经胆汁排出。

铬，是组成葡萄糖和脂质代谢的必需元素

体内铬相对缺乏的原因通常有：铬盐或其复合体在肠道碱性基质中仅能吸收0.5%；精制的米、面、糖及脂肪可丢失大部分铬。

进食精制的糖类（碳水化合物）如蔗糖、葡萄糖等，仅能补充少量的铬，势必动用体内储存的铬到血浆中去，从而导致铬含量的净丧失。临床试验证明，给健康者服用氯化铬200毫克/日，12周后，血清高密度脂蛋白—胆固醇（HDL-C）较对照组升高，而血清TC、TG下降。铬常以有机复合物形式存在，称为葡萄糖耐量因子，是葡萄糖和脂质代谢的必需微量元素，易被吸收，成人每日需要量为0.05～0.2毫克。铬存在于麦胚、麦皮、未精制的多糖和酵母中。

 ## 锰，是参与葡萄糖和脂肪代谢激活剂

锰是参与葡萄糖和脂肪代谢的多种酶的激活剂（如丙酮酸羧化酶、超氧化物歧化酶、葡萄糖酰基转移酶等），锰化铁也是合成鲨烯和胆固醇的羟甲戊酸激酶的辅因子。锰在组织中的恒定水平主要依靠排泄途径来调节和维持。研究发现，锰能抑制实验家兔的动脉粥样硬化病变的形成。缺锰与缺铬相似，会引起葡萄糖耐量降低及脂质代谢异常。在西方国家，锰与铬元素的缺乏均与长期进食精制的糖类有关（如小麦磨成精粉可能丢失86%、精制米可丢失75%、精制糖可丢失89%的锰）。然而，目前有关锰缺乏对脂质代谢的独立作用与机制尚未阐明。成人体内锰的含量为10～20毫克，推荐成人每日必需摄入量为2.5～5毫克。锰存在于茶叶、蚌肉、黑芝麻、麸皮、黑木耳、胡萝卜、糙米、黄豆、茄子等食物中。

第三节

果品，降脂美味任你选

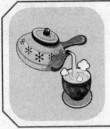

很多人感觉没胃口的时候，是不是都想吃些果品？尤其是吃油腻食品较多时，吃一点可口的水果、干果，就能解油腻。患有高血脂的患者，如果每天能吃些苹果、柚子、山楂、梨、开心果、核桃仁等，不仅可缓解油腻感，还可分解体内血脂，降低胆固醇，减少体内血糖含量，疏通血管，防治高血压、糖尿病、动脉粥样硬化等疾病的发生。

苹果

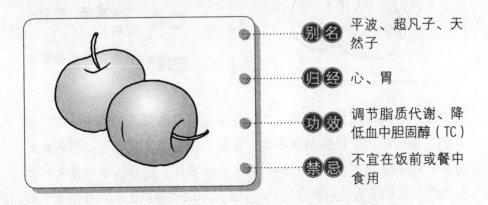

别名	平波、超凡子、天然子
归经	心、胃
功效	调节脂质代谢、降低血中胆固醇（TC）
禁忌	不宜在饭前或餐中食用

苹果，又有平波、超凡子、天然子之称，为世界四大水果之一，与人类健康生活密切相关，故素有"幸福果"、"健康果"、"聪明

果"之称，其食疗保健价值受历代医家的重视。中医学认为，苹果入心、胃经，适用于慢性胃炎、腹泻、便秘、高血脂、动脉粥样硬化、冠心病、高血压等。由于苹果富含果胶类物质及钾盐（为优质高钾降压食物）等，可促进胃肠蠕动、增加排便次数，从而减少胆固醇的肠道吸收，达到调节脂质代谢、降低血中胆固醇（ＴＣ）的目的。

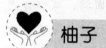

应用指导

中老年高血脂患者如每日吃1~3个苹果，可有效地防止血中胆固醇增加，还有助于降低血压和减少血糖含量。但苹果为生理碱性食物，对胃酸分泌较少或过少者，尤其对萎缩性胃炎患者，宜饭后食用，不宜在饭前或餐中食用。

柚子

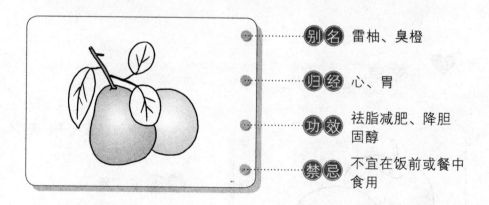

别名	雷柚、臭橙
归经	心、胃
功效	祛脂减肥、降胆固醇
禁忌	不宜在饭前或餐中食用

柚子，又称雷柚、臭橙，为秋冬季佳果，备受人们喜爱。中医学认为，柚子适用于胃病消化不良、咳喘、高血脂、肥胖等。营养成分分析：柚子除含蛋白质、脂肪、糖、纤维素外，还富含维生素及矿物元素等。因柚子为低脂肪（每100克柚子含0.2克脂肪）、高纤维素、高维生素C等食物，再加上它的利水化痰功效，使它具有祛脂减肥、降胆固醇（ＴＣ）及三酰甘油（ＴＧ）等功效。

应用指导

高血脂患者每日吃100～150克柚子，可有效控制血脂增高。但需要注意的是，服用降血脂药物后6小时和服药前3天不要吃柚子，避免药物的毒不良反应，引起肌肉酸痛、头晕、恶心、心动过速等不良反应。

山楂

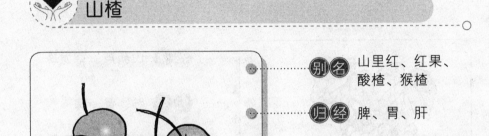

别名　山里红、红果、酸楂、猴楂

归经　脾、胃、肝

功效　降血脂、防治动脉粥样硬化

禁忌　不宜空腹食用

山楂，又称山里红、红果、酸楂、猴楂等，为药食兼用品，其营养、药用价值均高。

现代中医药学研究证实：山楂有降血脂作用，并对防治动脉粥样硬化有重要意义。有动物药理研究发现，给患动脉粥样硬化的家兔喂饲每升含山楂提取物和醇浸膏0.5毫克，能使兔血中的卵磷脂比例提高，而使胆固醇（TC）和脂质在器官上的沉积降低。有人用山楂核总三萜酸提取物，对由每千克体重含TritonWR 1 339 900毫克造成的小鼠高血脂模型，有显著降低血清胆固醇和三酰甘油作用。国内外临床观察均证明，山楂及其制剂，对高血脂、动脉粥样硬化、冠心病、高血压等，均有明显的防治效果。

中医学认为，山楂入脾、胃、肝经，适用于消化不良、积食、高血压、高血脂、冠心病、心绞痛、癌肿、月经延期、产后血淤腹痛等。

 应用指导

山楂不宜过食，也不宜空腹食用，且食后应漱口，以防损伤牙齿珐琅质。

葡萄

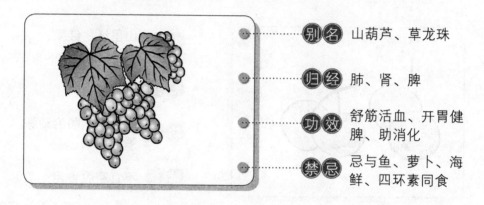

别名 山葫芦、草龙珠

归经 肺、肾、脾

功效 舒筋活血、开胃健脾、助消化

禁忌 忌与鱼、萝卜、海鲜、四环素同食

葡萄又名山葫芦、草龙珠。入肺、肾、脾经。适用于气血虚弱、肺虚咳嗽、心悸盗汗、风湿痹痛、淋证、水肿等。鲜食、浸酒或制成药饮食用。

葡萄富含多种微量元素，是一种高价低钠食物，因而可以阻止血液中血栓的形成，并且可以调节血清中胆固醇的水平。因此经常食用葡萄可以调节血脂水平。

吃葡萄可补气、养血、强心。《名医别录》说："逐水，利小便。"从中医的角度而言，葡萄有舒筋活血、开胃健脾、助消化等功效，其含铁量丰富，所以补血。在炎炎夏日食欲不佳者，时常食用有助开胃。葡萄的营养价值很高，葡萄汁被科学家誉为"植物奶"。另外，葡萄籽95%的成分为青花素，其抗氧化的功效比维生素C高出18倍之多，比维生素E高出50倍，因此，葡萄籽可说是真正的抗氧化巨星。抗氧化是抗老化的方法，因此，葡萄籽能让你永葆青春。

应用指导

　　脾胃虚寒者、糖尿病患者、便秘者少食。忌与鱼、萝卜、海鲜、四环素同食，服用人参者忌食。吃后不能立刻喝水，易引发腹泻。

梨

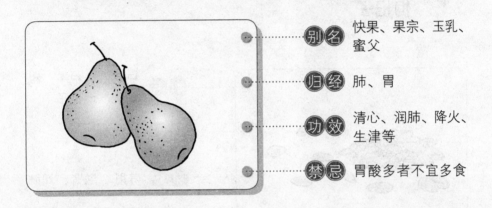

别名　快果、果宗、玉乳、蜜父

归经　肺、胃

功效　清心、润肺、降火、生津等

禁忌　胃酸多者不宜多食

　　梨又名快果、果宗、玉乳、蜜父。入肺、胃经。适用于热病津伤烦渴、消渴、热咳、痰热惊狂、咽痛失音、眼赤肿痛、便秘等症。可鲜食或制成药饮食用，如"梨丝拌萝卜丝"。梨含苹果酸、柠檬酸、葡萄糖、果糖、多种维生素和无机盐类。

　　因为梨中含有果胶，所以能够降低血液中胆固醇的浓度，进而可以起到降低血脂的功效。

　　果皮具有清心、润肺、降火、生津、滋肾、补阴的功效。而它的根、枝叶、花可以润肺、消痰清热、解毒。果肉具有生津、润燥、清热、化痰等功效，适用于热病伤津烦渴、消渴症、热咳、痰热惊狂、噎嗝、口渴失音、眼赤肿痛、消化不良。

 应用指导

梨有利尿作用，夜尿频者睡前要少梨；脾胃虚寒、畏冷、血虚、腹泻、手脚发凉的患者不要多吃；又因为梨含果酸较多，胃酸多者不宜多食，并且最好煮熟再吃，以防湿寒症状加重。梨含糖量高，糖尿病者当慎食。

枸杞子

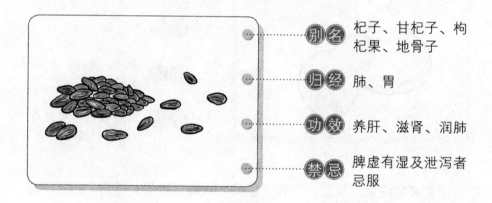

别名	杞子、甘杞子、枸杞果、地骨子
归经	肺、胃
功效	养肝、滋肾、润肺
禁忌	脾虚有湿及泄泻者忌服

枸杞子别名杞子、甘杞子、枸杞果、地骨子、天精、西枸杞、枸继子、血枸杞、红耳坠、枸茄茄等。又因产地及集散地不同，有西枸杞、津枸杞之别，但以宁夏枸杞最负盛名。味甘，性平。具有养肝、滋肾、润肺的功效。

有降血脂、抗动脉粥样硬化作用。枸杞子可降低大鼠血胆固醇，并明显抑制灌饱饲胆固醇和猪油的家兔血清中胆固醇升高，有轻微的对抗家兔动脉粥样硬化形成的作用。

枸杞子可调节机体免疫功能，能有效抑制肿瘤生长和细胞突变，具有延缓衰老、抗脂肪肝、调节血脂和血糖、促进造血功能等方面的作用。

应用指导

　　枸杞子服用方便，可入药、嚼服、泡酒；但外邪实热、脾虚有湿及泄泻者忌服。

核桃仁

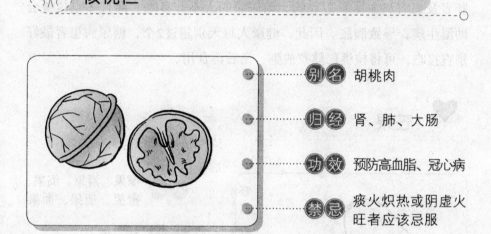

别名	胡桃肉
归经	肾、肺、大肠
功效	预防高血脂、冠心病
禁忌	痰火炽热或阴虚火旺者应该忌服

　　核桃仁亦称胡桃肉，为胡桃科落叶乔木植物胡桃果实的核仁。甘而微辛，连皮涩，性热。核桃果椭球形或球形，内果皮肉质，外果皮硬，有皱脊，核桃仁干后亦有皱褶、沟回，似人大脑，故有吃核桃仁补脑之说。

　　核桃仁含有多种脂肪，但脂肪中的主要成分为亚油酸甘油酯及少量的亚麻酸与油酸甘油酯。由于核桃仁的脂肪75%属于不饱和脂肪酸，因此长期食用可降低血清总胆固醇的含量，减轻高血脂的症状。

　　中医学认为：归肾、肺、大肠经。唐代大食疗学家孟诜曾指出，核桃仁能"通经络，润血脉，黑须发，常服，皮肤细腻光润"。因此在国外，有许多国家将核桃仁列为健康食品，对高血脂、冠心病有较好的预防作用，适量服食对身体有益。

应用指导

核桃的吃法很多，除了直接敲开吃以外，琥珀核桃、椒盐核桃都是很好的选择。平时在家可以熬点核桃粥，用糯米煮粥，锅开后放入核桃仁和大枣，再熬10分钟左右就可以了。

需要注意的是，核桃仁属油料果品，脂肪含量和热量都很高，肥胖者及患有高血压、冠心病、糖尿病的人不宜多吃。而且多吃核桃会助湿生痰，导致腹胀。因此，健康人每天别超过2个，糖尿病患者最好别直接吃，可将核桃仁熬煮成粥、汤后再食用。

 芒果

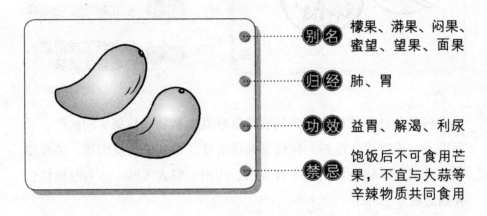

别名　檬果、漭果、闷果、蜜望、望果、面果

归经　肺、胃

功效　益胃、解渴、利尿

禁忌　饱饭后不可食用芒果，不宜与大蒜等辛辣物质共同食用

芒果也叫杧果、檬果、漭果、闷果、蜜望、望果、面果和庵波罗果。味甘、微酸，性平。能益胃生津，止渴，止呕。芒果果实含有糖、蛋白质、粗纤维，芒果所含有的维生素A的前体胡萝卜素成分特别高，是所有水果中少见的。素有"热果之王"的美誉。

因为芒果中维生素C的含量较高，能降低胆固醇、三酰甘油，常食可以不断补充体内维生素C的消耗，有利于防治高血脂。

食用芒果具有益胃、解渴、利尿的功用，成熟的芒果在医药上可作缓泻剂和利尿剂，种子则可作杀虫剂和收敛剂。

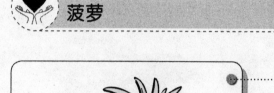

应用指导

　　芒果叶或汁对过敏体质的人可引起皮炎，故当注意；饱饭后不可食用芒果，不宜与大蒜等辛辣物质共同食用，否则，可以使人发黄病；有因为吃了过量的芒果而引起肾炎的病例，故当注意。

菠萝

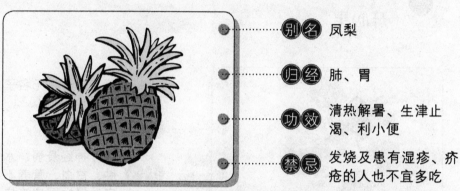

别名　凤梨

归经　肺、胃

功效　清热解暑、生津止渴、利小便

禁忌　发烧及患有湿疹、疥疮的人也不宜多吃

　　菠萝原名凤梨，原产巴西，16世纪时传入中国，有70多个品种，岭南四大名果之一。菠萝味甘、微酸，性微寒，有清热解暑、生津止渴、利小便的功效，可用于伤暑、身热烦渴、腹中痞闷、消化不良、小便不利、头昏眼花等症。

　　菠萝富含维生素C，参与脂质代谢。而其中的蛋白水解酶能够加强体内纤维水解的作用，进而促进血液循环，促使胆固醇随大便排出。长期食用菠萝可以调节血脂。

　　菠萝营养丰富，其成分包括糖类、蛋白质、脂肪、维生素A、维生素B$_1$、维生素B$_2$、维生素C、蛋白质分解酵素及钙、磷、铁、有机酸类、烟酸等，尤其以维生素C含量最高。据专家研究表示，菠萝中所含的蛋白质分解酵素可以分解蛋白质及助消化，对于长期食用过多肉类及油腻食物的现代人来说，是一种很合适的减肥水果。因富含B族维生素，能有效地滋养肌肤，防止皮肤干裂，滋润头发的光亮，同时也可以消除身体的紧张感和增强机体的免疫力。另外还有清理肠胃、保健功效。

（应用指导）

患有溃疡病、肾脏病、凝血功能障碍的人应禁食菠萝，发烧及患有湿疹、疥疮的人也不宜多吃。

开心果

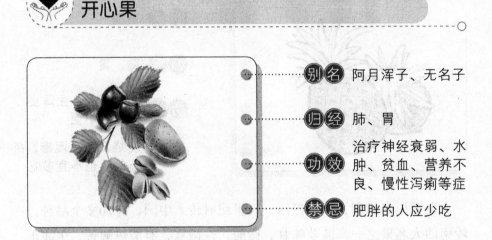

别名 阿月浑子、无名子

归经 肺、胃

功效 治疗神经衰弱、水肿、贫血、营养不良、慢性泻痢等症

禁忌 肥胖的人应少吃

开心果原意是一种干果，俗称阿月浑子，又名"无名子"，类似白果，开裂有缝而与白果不同。性平，味甘，健脾解渴，消肿祛湿，利尿降压。

开心果中富含维生素E，它具有改善血脂的作用，既可以提高高密度脂蛋白的浓度，又可以降低有害的低密度脂蛋白的含量。而其中的镁元素可以降低血液中胆固醇的含量。总之，长期食用开心果，不但美容健体，更可以有效调节血脂浓度。

另外，开心果属于滋补食药，所以还具有治疗神经衰弱、水肿、贫血、营养不良、慢性泻痢等症的功效。它还可以起到增强体质、延缓衰老的作用，是中老年人和脑力劳动者的健康佳品。

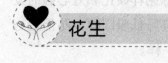

因为开心果有很高的热量，所以肥胖的人应少吃。另外，贮藏时间太久的开心果不宜食用。高血脂患者每天吃28克开心果，约49颗左右，不仅不用担心发胖，还有助于控制体重。

花生

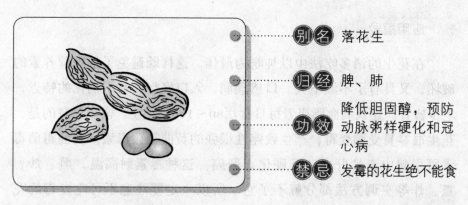

别名 落花生

归经 脾、肺

功效 降低胆固醇，预防动脉粥样硬化和冠心病

禁忌 发霉的花生绝不能食

花生，又称落花生，有"地果""长生果""唐人豆"等异名。我国广有栽培，尤以黄河下游各地最多。据考证，我国在新石器时期就已有花生，并与人类的生活密切相关。亦有传说花生原产于巴西，后传入我国，又从我国传到日本，至今日本人仍称之为"南京豆"或"唐人豆"。明代李时珍在《本草纲目》中描述花生的生长过程时指出："引蔓开花，花落即生，名之曰落花生。"花生味甘、性平，入脾、肺。有健脾和胃、利肾去水、理气通乳的功效。花生中的维生素K有止血作用。花生红衣的止血作用比花生更高出50倍，对多种出血性疾病都有良好的止血功效。而花生还含有维生素E和一定量的锌，能增强记忆，抗老化，延缓脑功能衰退，滋润皮肤。

此外，花生还有扶正补虚、悦脾和胃、润肺化痰、滋养调气、利水消肿、止血生乳、清咽止疟的作用。花生中的微量元素硒和另一种生物活性物质白藜芦醇可以防治肿瘤类疾病，同时也是降低血小板聚集，预防和治疗动脉粥样硬化、心脑血管疾病的化学预防剂。而含有的维生素C有降低胆固醇的作用，有助于防治动脉硬化、高血压和冠心病。

许多医学临床研究显示，花生所含不饱和脂肪酸具有降低胆固醇的作用。食用花生油可使肝内胆固醇分解为胆汁酸，促使其排泄增强。花生油不仅能降胆固醇，还能预防动脉粥样硬化和冠心病的发生。有人用落花生的外壳煮煎浓缩后食用，其降低胆固醇、防治冠心病、动脉粥样硬化的作用和花生种子的效果一样。

应用指导

在花生的诸多吃法中以炖吃为最佳。这样既避免了招牌营养素的破坏，又具有了不温不火、口感潮润、入口好烂、易于消化的特点，老少皆宜。建议高血脂患者每日食用80~100克花生。需要注意的是，花生很容易受潮变霉，产生致癌性很强的黄曲霉菌毒素。黄曲霉菌毒素可引起中毒性肝炎、肝硬化、肝癌。这种毒素耐高温，煎、炒、煮、炸等烹调方法都分解不了它。所以一定要注意不可吃发霉的花生米。

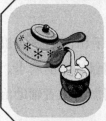

第四节

蔬菜，四季青翠降脂强

一年分四季，蔬菜不同色。吃不尽的时令小菜，尝不完的美味佳肴。根据食药同源的道理，蔬菜对高血脂的调养也具有一定辅助功效。芹菜的清脆、大蒜的爆香、蘑菇的细腻、黑木耳的醇厚……你喜欢哪种蔬菜？

 芹菜

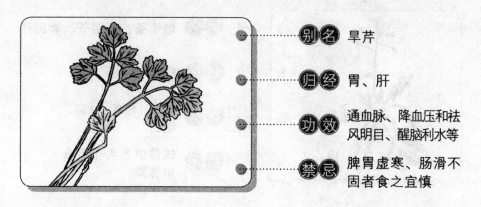

别名　旱芹

归经　胃、肝

功效　通血脉、降血压和祛风明目、醒脑利水等

禁忌　脾胃虚寒、肠滑不固者食之宜慎

芹菜，即旱芹，又名"药芹""蒲芹"，为伞形科一年或二年生草本植物芹菜的茎、叶及全株。芹菜在我国栽培已有两千多年的历史。芹菜除可食用外，并可入药，曾有"药芹"的美名。中医学认为，芹菜归胃、肝经。

现代医学研究表明，芹菜具有降低血清总胆固醇和降低血压的作

用。对治疗高血压及高胆固醇血症都有疗效。关于芹菜能够降低胆固醇和降低血压的机制目前尚不太清楚，有研究揭示，其降压机制主要是通过主动脉的化学感受器所致。

现代营养学研究表明，芹菜中含有芹菜苷、佛手柑丙酯、有机酸、挥发油等，凉拌芹菜有通血脉、降血压和祛风明目、醒脑利水、保护毛细血管的功能，是高血脂伴动脉粥样硬化和高血压患者辅助治疗的最佳蔬菜类。

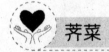

应用指导

将生芹菜去根，用冷水洗净绞汁，加入等量的蜂蜜或糖浆，每次口服90毫升，每日3次。但芹菜性凉质滑，故脾胃虚寒、肠滑不固者食之宜慎。

❤ 荠菜

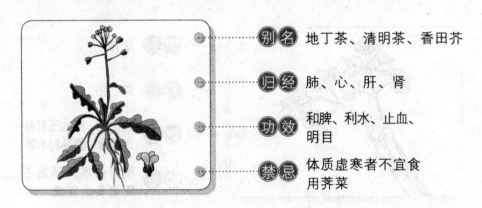

别名 地丁菜、清明菜、香田芥

归经 肺、心、肝、肾

功效 和脾、利水、止血、明目

禁忌 体质虚寒者不宜食用荠菜

荠菜，又名地丁菜，为十字花科一年生或两年生草本植物荠菜的带根全草。中医学认为荠菜入肺、心、肝、肾经，是许多疾病辅助治疗的佳品。

荠菜中钙的含量很高，每100克鲜荠菜含钙量可高达294毫克，再加上丰富的纤维素，不仅对防治高血脂有较好食疗效果，而且对防治高血压、动脉粥样硬化也有可喜的效果。如果能够坚持常年食用，对防治高血压、高血脂等"富贵病"可起到重要的作用。

现代医学研究表明，荠菜含有各种营养成分，其中很多成分比胡萝卜、大白菜、菜豆还要高。荠菜中的膳食纤维也很丰富，并含有维生素B$_1$、维生素B$_2$、维生素C、维生素E、烟酸（尼克酸）及钙、磷、铁、钠、钾等多种营养素。具有很高的药用价值，具有和脾、利水、止血、明目的功效，常用于治疗产后出血、痢疾、水肿、肠炎、胃溃疡、感冒发热、目赤肿疼等症。

应用指导

荠菜不宜久烧久煮，时间过长会破坏其营养成分，也会使颜色变黄。因为荠菜可以宽肠通便，所以便溏者慎用。再者体质虚寒者不宜食用荠菜。

大蒜

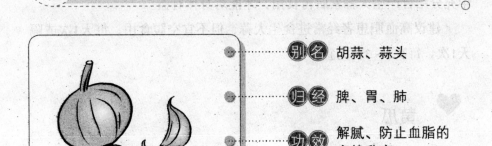

别名 胡蒜、蒜头

归经 脾、胃、肺

功效 解腻、防止血脂的突然升高

禁忌 肝病患者不宜吃；非细菌性腹泻不宜吃；眼疾患者不宜吃

大蒜又称胡蒜、蒜头，为百合科多年生草本植物大蒜的鳞茎。中医学认为，大蒜入脾、胃、肺经。

现代医学研究资料表明，大蒜所含营养成分十分丰富，除含有丰富的蛋白质外，还含挥发油约0.2%。挥发油中含有多种硫醚类化合物及蒜辣素、蒜氨酸、大蒜硫胺素及多种γ-谷氨酰肽等有机化合物，是人体生理代谢不可缺少的物质。另外，大蒜中所含脂肪极低，但含钾量很高，属高钾食品，且富含硒等微量元素。

据有关资料报道，大蒜汁或大蒜提取油不但能升高高密度脂蛋白（HDL），而且能降低低密度脂蛋白（LDL）。在进食含有高脂肪的饮食时，同时吃些生大蒜，不仅可以解腻，而且对防止血脂的突然升高有益。最近的医学研究资料显示，大蒜精油中可分离出一种1，2，4烯丙基甲酯三硫的化合物，具有强烈的抑制血小板的作用，为防治高血脂伴发的高血压、冠心病起了重要作用。

应用指导

大蒜既怕热，又怕咸，它遇热或遇咸都会完全或部分失去活性。所以大蒜宜生食，食用时最好捣碎成泥，而不是用刀切成碎末；因为大蒜中含有蒜氨酸与蒜酶这两种有效物质，只存在于新鲜大蒜的细胞里，只有把大蒜碾碎，室温下放置10～15分钟，让其有效物质在空气中充分结合产生大蒜素后再食用，才能对身体有益。

建议高血脂患者经常进食生大蒜，但不宜空腹食用，每天1次或隔天1次，每次2～3粒为宜。

黄瓜

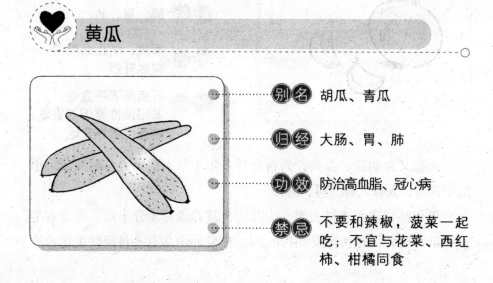

别名 胡瓜、青瓜

归经 大肠、胃、肺

功效 防治高血脂、冠心病

禁忌 不要和辣椒，菠菜一起吃；不宜与花菜、西红柿、柑橘同食

黄瓜，也叫青瓜、胡瓜，性凉，味甘；入肺、胃、大肠经。由于其清脆可口，是人们饭桌上一年四季都喜欢吃的蔬菜。黄瓜中含有大量的蛋白质及丰富的B族维生素、维生素C及多种微量元素等，并含有大量的纤维素。因纤维素能促进食物残渣从肠道排出，故也减少了胆固醇的吸收。另外，黄瓜中还含有一种叫丙醇二酸的化学物质，该物质可抑制体内糖类转变为脂肪。尤其适宜肥胖超重伴有高血脂的患者食用。所以常吃黄瓜尤其是生吃，对防治高血脂、冠心病很有好处。

应用指导

黄瓜清脆爽口，是不少人开胃的首选。但是，绝大部分人都是以生食为主，蘸黄豆酱、拌沙拉。但是食物中维生素C含量越多，被黄瓜中的分解酶破坏的程度就越严重，建议黄瓜加热后食用更有利于健康。

此外，黄瓜不宜食用过多，不宜食不洁黄瓜，易导致腹泻；不宜将黄瓜弃汁制馅食用，不宜加碱或高热煮后食用，不宜和辣椒、菠菜、西红柿、花菜、小白菜、柑橘等富含维生素C的食物同食。

蘑菇

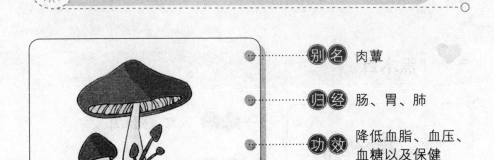

別名　肉蕈

归经　肠、胃、肺

功效　降低血脂、血压、血糖以及保健

禁忌　有毒的蘑菇和腐烂变质的蘑菇不宜食用

蘑菇原属大型真菌，为黑伞科植物蘑菇的子实体、菌盖及柄，又名肉蕈。原为野生，现在广为栽培。我国食用蘑菇至今已有1400多年的历史。蘑菇肉质肥腴，清香味美，或炒食，或汤羹，均鲜嫩爽口，被誉为"大自然的植物肉"。

中医学认为，蘑菇入肠、胃、肺经，现代营养学研究亦证明蘑菇的营养成分十分丰富，以甘肃的甘南蘑菇为例（干品），每100克中含蛋白质21克，膳食纤维21克，胡萝卜素1.640微克，烟酸（尼克酸）30.7毫克，且含钾量很高，是优质的高钾食物。脂肪含量仅4.6克，且以亚油酸为主。所以蘑菇具有很好的降脂保健作用。据日本铃木博士报道，让老年人食用鲜蘑菇90克或干蘑菇9克，连服7日，可使血清中的胆固醇值平均降低6%~12%。

现代医学研究表明，膳食纤维具有很好的降脂作用，蘑菇中所含的膳食纤维中纯天然的木质素比例很高，再加上蘑菇是有名的高钾食物，所以蘑菇不仅可降低血脂，同时兼有降低血压、降低血糖以及减肥的特殊作用。所以说，蘑菇是高血脂患者饮食中不可缺少的蔬菜佳品。

应用指导

有毒的蘑菇和腐烂变质的蘑菇千万不能食用，因为毒蕈中毒可以致命。

♥ 黑木耳

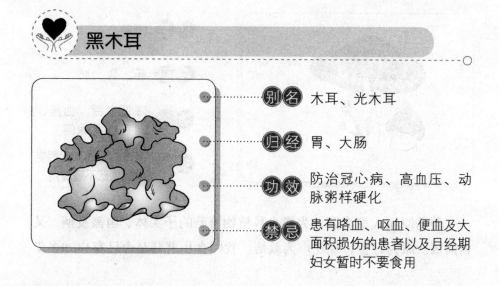

别名 木耳、光木耳

归经 胃、大肠

功效 防治冠心病、高血压、动脉粥样硬化

禁忌 患有咯血、呕血、便血及大面积损伤的患者以及月经期妇女暂时不要食用

黑木耳俗称木耳，为木耳科植物的子实体。多生于栎、榆、赤杨、柳、杨、桑等阔叶树的朽木上。亦可用阔叶树类的断木和木屑等进行人工培植。木耳性喜温暖、潮湿，我国各地均有生产。

中医学认为，黑木耳入胃、大肠经，多用于气阴两虚、肺燥热等证的辅助治疗。现代营养学研究亦表明，黑木耳含有丰富的蛋白质、脂肪、糖类以及胡萝卜素、维生素B_1、维生素B_2、维生素E、烟酸（尼克酸）和矿物元素钾、钠、钙、磷、镁、铁、锰、锌、硒等。特别是木耳中所含膳食纤维很高，每100克木耳（干品）中含膳食纤维可达29.9克。另外，黑木耳含钾很高，每100克干品中含钾量可高达757毫克，为优质的高钾食物。因此，经常食用黑木耳对高血脂合并有冠心病、高血压、动脉粥样硬化患者有很好的食疗功效。

应用指导

黑木耳是一种营养性滋补食品，优质黑木耳乌黑光润，其背面略呈灰白色，体质轻松，身干肉厚，朵形整齐，表面有光泽，耳瓣舒展，朵片有弹性，嗅之有清香之气。购买时，需仔细鉴别。黑木耳被誉为"人体的清道夫"，建议高血脂患者每日食用10～15克，疏通血管，降低血脂。

需要注意的是，黑木耳适合心脑血管疾病、结石症患者食用，特别适合缺铁的人士、矿工、冶金工人、纺织工、理发师食用。有出血性疾病、腹泻者应不食或少食，孕妇忌食。患有痔疮者木耳与野鸡不宜同食，野鸡有小毒，二者同食易诱发痔疮出血。木耳不宜与田螺同食，易引起消化不良。

洋葱

洋葱，又称圆葱、红葱、玉葱、胡葱、洋葱头等。有红紫皮、白皮、黄皮3个品种，它既食也药，欧美国家将它视为"菜中皇后"。

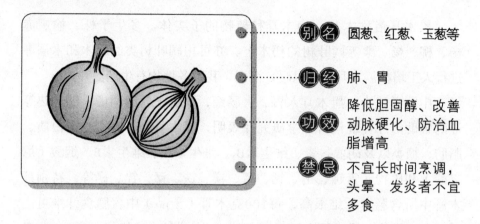

别名 圆葱、红葱、玉葱等

归经 肺、胃

功效 降低胆固醇、改善动脉硬化、防治血脂增高

禁忌 不宜长时间烹调，头晕、发炎者不宜多食

中医学认为，洋葱入肺、胃经，适用于腹中疼痛、宿食不消、高血脂、动脉粥样硬化、冠心病、高血压、糖尿病等。

现代医学营养学研究认为：洋葱营养丰富，它含蛋白质、糖和少量的脂肪，含维生素B_1、维生素B_2、维生素C及胡萝卜素和烟酸（尼克酸），含矿物元素钾、钠、钙、磷、铁、镁、锰、铜，它还含挥发油等气味物质如硫醇、二甲二硫化合物、二烯丙基硫化物、烯丙基二硫化物、硫氨基酸、蒜氨酸、柠檬酸、苹果酸、洋葱精油、前列腺素A、甲苯磺丁脲等。医学药理学及临床研究证明：健康男性口服60克油炒洋葱，能抑制高脂肪饮食引起的血浆胆固醇（TC）升高；洋葱精油，可降低高血脂者的胆固醇，有益于改善动脉硬化；临床证明，洋葱及其制剂的防治血脂增高作用，优于降血脂药氯贝丁酯（安妥明）。所以，洋葱及其制剂，是高血脂、动脉粥样硬化、冠心病、高血压的佳蔬良药。

应用指导

洋葱的品质要求：以葱头肥大，外皮光泽，不烂，无机械伤和泥土，鲜葱头不带叶；经贮藏后，不松软，不抽薹，鳞片紧密，含水量少，辛辣和甜味浓的为佳。

洋葱一次不宜食用过多，容易引起目糊和发热。同时凡有皮肤瘙痒性疾病、患有眼疾以及胃病、肺胃发炎者少吃。同时洋葱辛温，热病患者应慎食。此外，洋葱所含香辣味对眼睛有刺激作用，患有眼疾、眼部充血时，不宜切洋葱。

海带

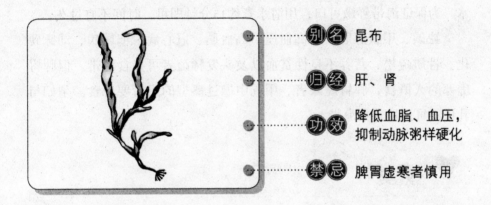

别名 昆布

归经 肝、肾

功效 降低血脂、血压，抑制动脉粥样硬化

禁忌 脾胃虚寒者慎用

海带又名昆布，素有"海上妙蔬""长寿菜""含碘冠军"的美誉，受历代医家的重视。

中医认为，海带性味咸寒，具有软坚、散结、消炎、平喘、通行利水、祛脂降压等功效，并对防治硅肺病有较好的作用。海带胶质能促使体内的放射性物质随同大便排出体外，从而减少放射性物质在人体内的积聚，也减少了放射性疾病的发生几率。常食海带可令秀发润泽乌黑。

现代医学药理学研究认为：海带富含的牛磺酸，可降低血脂，降低血压，能增强微血管的韧性，可抑制动脉粥样硬化，故对动脉血管有保护作用；海带不含脂肪，所含纤维素和褐藻酸类物质和藻胶酸、昆布素等可抑制胆固醇的吸收，并促进其排出。有资料报道，海带素、褐藻淀粉和昆布素多糖等，当其硫化后，具有很好的降脂和抗凝血作用，已被用于临床治疗高血脂，取得了一定的效果。

> **应用指导**

海带是一种味道可口的食品，既可凉拌，又可做汤。但食用前，应当先洗净之后，再浸泡，然后将浸泡的水和海带一起下锅做汤食用。这样可避免溶于水中的甘露醇和某些维生素被丢弃不用，从而保存了海带中的有效成分。烹制前用清水浸泡2～3小时，中间换几次水。为保证海带鲜嫩可口，用清水煮约15分钟即可，时间不宜过久。

缺碘、甲状腺肿大、高血压、高血脂、冠心病、糖尿病、动脉硬化、骨质疏松、营养不良性贫血以及头发稀疏者可多食海带。但脾胃虚寒的人慎食，脾胃虚寒者、甲亢中碘过盛型的患者要忌食。孕妇与乳母不可过量食用海带。

紫菜

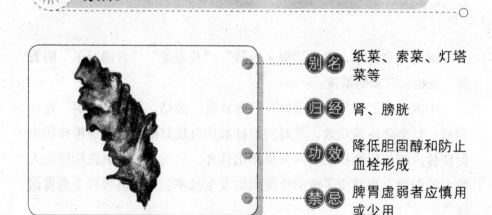

别名　纸菜、索菜、灯塔菜等

归经　肾、膀胱

功效　降低胆固醇和防止血栓形成

禁忌　脾胃虚弱者应慎用或少用

紫菜，又名纸菜、索菜、灯塔菜等，种类很多，有长紫菜、圆紫菜、坛紫菜、边紫菜、甘紫菜、绿紫菜、条紫菜之分。素有"岩礁骄子"之称的紫菜，既食也药，由于味道鲜美，爽口宜人，有强身保健价值，一直深受人们的赞许和青睐，被视为"珍贵海味之一"。中医学认为：紫菜入肾、膀胱经，适用于瘰疬、甲状腺肿、淋巴结肿大、高血脂、动脉粥样硬化、乳房小叶增生、癌肿等。

现代医学营养学研究认为：紫菜所含营养成分丰富且量多，它含蛋白质、脂肪、糖、多种维生素、多种矿物质元素等，其中蛋白质含量较高，与大豆的含量接近，且易被人体消化和吸收；它脂肪含量不高，且主要含不饱和脂肪酸，还含二十碳五烯酸（EPA），故有降低胆固醇和防止血栓形成的作用，对高血脂、动脉粥样硬化、冠心病、肥胖等防治有利。

应用指导

紫菜的吃法很多，如凉拌，炒食，制馅，炸丸子，脆爆，作为配菜或主菜与鸡蛋、肉类、冬菇，豌豆尖和胡萝卜等搭配做菜等等。食用前用清水泡发，并换1～2次水以清除污染、毒素。

一般人均宜食用紫菜，尤其适合甲状腺肿大、水肿、慢性支气管炎、咳嗽、瘿瘤、淋病、脚气、高血压、高血脂、肺病初期、心血管病和各类肿块、增生的患者更宜食用。但不宜多食，消化功能不好、素体脾虚者少食，可致腹泻；腹痛便溏者禁食；乳腺小叶增生以及各类肿瘤患者慎用；脾胃虚寒者切勿食用。

竹笋

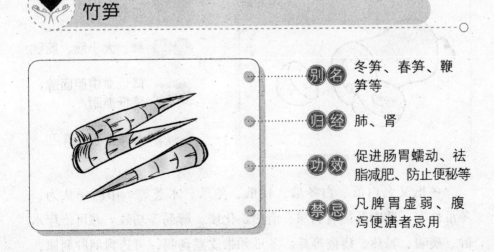

别名　冬笋、春笋、鞭笋等

归经　肺、肾

功效　促进肠胃蠕动、祛脂减肥、防止便秘等

禁忌　凡脾胃虚弱、腹泻便溏者忌用

竹笋又有冬笋、春笋（毛笋）、鞭笋、虫笋、竹荪、笋干等之分，其味道鲜美，营养丰富，被视为"菜中珍品"。中医学认为，竹笋入肺、肾经，适用于咳喘、水肿、高血脂、动脉粥样硬化、冠心病、肥胖等。

现代医学营养学研究认为：竹笋除含植物蛋白（其中含16种氨基酸）、脂肪、糖类外，还富含胡萝卜素、维生素B_1、维生素B_2、维生素C及矿物元素钙、磷、铁、镁等，竹笋还是富含纤维的食品。由于竹笋是低脂肪、低糖、高纤维素食品，故具有促进肠胃蠕动、祛脂减肥、防止便秘等功效。

应用指导

竹笋性微寒，凡脾胃虚弱、腹泻便溏者忌用；又因竹笋粗纤维、难溶性草酸钙含量高，故严重消化道溃疡、食管静脉曲张、上消化道出血、尿路结石者忌用。

冬瓜

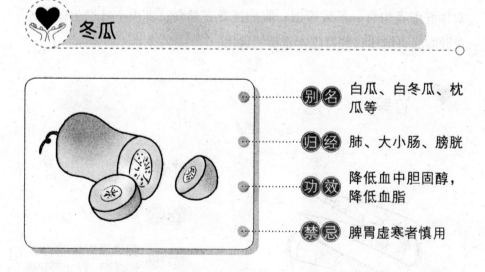

别名　白瓜、白冬瓜、枕瓜等

归经　肺、大小肠、膀胱

功效　降低血中胆固醇，降低血脂

禁忌　脾胃虚寒者慎用

冬瓜又名白瓜、白冬瓜、枕瓜、冬瓜、水芝等。中医学认为，冬瓜性寒，瓜肉及瓤有利尿、清热、化痰、解渴等功效。亦可治疗水肿、痰喘、暑热、痔疮等症。冬瓜如带皮煮汤喝，可达到消肿利尿，清热解暑作用。

冬瓜中的膳食纤维含量很高，每100克中含膳食纤维约0.9克。现代医学研究表明膳食纤维含量高的食物对改善血糖水平效果好，人的血糖指数与食物中食物纤维的含量成负相关。

另外，膳食纤维还能降低体内胆固醇，降血脂，防止动脉粥样硬化。冬瓜中的粗纤维，能刺激肠道蠕动，使肠道里积存的致癌物质尽快排泄出去。冬瓜还含维生素C较多，且钾含量高，钠盐含量低，所以最适合需低钠食物的高血压、肾脏病、水肿病等患者，可达到消肿而不伤正气的作用。冬瓜中所含的丙醇二酸，能有效地抑制糖类转化为脂肪，加之冬瓜本身不含脂肪，热量不高，可防止人体发胖、血脂升高，还有助于体形健美。

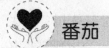

冬瓜是一种解热利尿比较理想的日常食物，煎汤，煨食，做药膳，捣汁饮；或用生冬瓜外敷都可以。但冬瓜性凉，不宜生食。脾胃虚弱、肾脏虚寒、久病滑泄、阳虚肢冷者忌食。

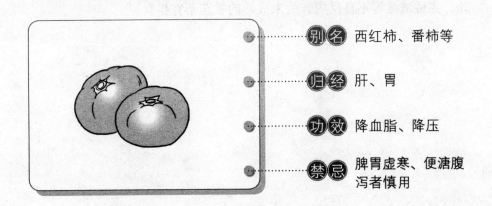

番茄

别名　西红柿、番柿等

归经　肝、胃

功效　降血脂、降压

禁忌　脾胃虚寒、便溏腹泻者慎用

番茄，也称西红柿、番柿等，其果形诱人，色泽美，果汁味甜带酸，营养十分丰富，不仅生食养人，也可烹调成各种菜肴，被人称之为"果蔬兼用的妙品"。番茄入肝、胃经，适用于眼底出血、肝炎、高血脂、冠心病、高血压等。

药理学研究表明，番茄具有较好的降血脂作用，与其所含的果胶、纤维素、维生素C、烟酸及胡萝卜素等有关。有动物实验研究指出，喂饲番茄果胶，可降低喂饲高胆固醇大鼠的血清及肝中胆固醇含量。另有资料报道，由于番茄富含纤维素，如将番茄连皮一起食用，则摄入纤维素更多。当番茄纤维素与体内的生物盐结合以后，可由消化道排出体外。因为体内的生物盐须要由胆固醇来补充，故随着体内生物盐的排出，血液中胆固醇（TC）就会减少。

番茄具有降压作用，与其所含的钾、维生素C、烟酸及番茄素、黄酮素有关。番茄富含钾，每100克可食部分含钾163毫克，含钠元素仅5毫克，其K因子（钾/钠比值）为32.6，大大超过降压有效价定值10，故番茄为优质高钾降压食物。

(应用指导)

因番茄性微寒，故脾胃虚弱、便溏腹泻者不宜过量食用；因未成熟的番茄含有大量的番茄碱，如在短期内过量食用，会出现恶心呕吐、头昏流涎等不良反应，故未成熟的番茄不宜生食。

第五节

五谷杂粮，田园时尚降脂佳品

始由神农氏为救民尝遍百草，后有《黄帝内经》、《本草纲目》济世悬壶。五谷杂粮皆为食物，五谷杂粮又皆是药品。既然所患疾病不能由自己做主，那就选择自己所喜欢的食物来调节高血脂吧。

大豆

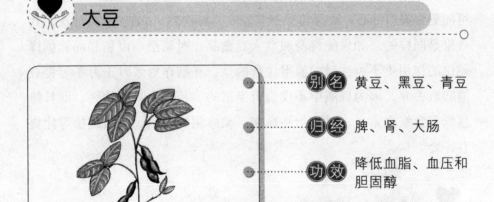

别名 黄豆、黑豆、青豆

归经 脾、肾、大肠

功效 降低血脂、血压和胆固醇

禁忌 脾胃虚寒者慎用

大豆因种皮颜色的不同，有黄大豆（即黄豆）、黑大豆（即黑豆）及青豆之分，大豆的食用保健价值受历代医家的重视。中医学认为，大豆入脾、肾、大肠经，适用于气血不足、癌症、高血脂、动脉粥样硬化、冠心病、高血压、糖尿病等。

现代医学营养学研究表明：大豆中的营养成分十分丰富，是一种高植物蛋白性食品，其蛋白质含量高达37％～40％，而且所含蛋白质中还包括人体不能合成的8种必需氨基酸，营养价值极高。

大豆含大量豆固醇，几乎不含胆固醇（TC），可以起到抑制机体吸收食品中所含胆固醇的作用，并还能协助不饱和脂肪酸与体内胆固醇结合而转化为液态，随尿排出体外，降低了体内胆固醇水平。大豆所含的脂肪酸，为不饱和双烯脂肪酸（即亚油酸），占所含脂肪的55％以上，具有降低血脂的作用。大豆富含膳食纤维，每100克大豆含15.5克，可阻止胆固醇在肠道吸收，并随大便排出体外。大豆还含有皂草苷，能降低血液中胆固醇含量。

因此，经常食用大豆及其大豆制品，对防治高血脂、高血压、冠心病、动脉粥样硬化等病症非常有效。

应用指导

对中老年人来说，防治高血脂食用豆浆、豆奶、豆腐、豆腐脑等可能更为爽口舒心。如果将大豆煮着吃，每次25～30克，每日2次，其效果是同样的。如果能终身服食大豆食品，对防治高血脂和动脉粥样硬化的作用更不可估量。值得注意的是，在制作豆浆时千万不要将豆渣随意丢弃，因为豆渣中不仅含有丰富的容易被人吸收的钙，而且热量低，含维生素多，对防治高血脂、动脉粥样硬化、骨质疏松等症更有好处。

绿豆

绿豆，又称青小豆，其营养丰富，不仅可代替粮食充饥，而且在夏秋季煮成绿豆汤和绿豆粥等食用，又可起到消暑止渴、使人神清气爽的作用，故备受人们的青睐和喜爱，也受历代医家的重视。中医学认为，绿豆入心、胃经，适用于暑热烦渴、水肿泻痢、痈肿丹毒、食物中毒、高血脂、冠心病、高血压、肥胖等。

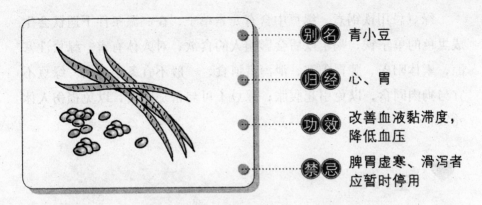

別名　青小豆

归经　心、胃

功效　改善血液黏滞度，降低血压

禁忌　脾胃虚寒、滑泻者应暂时停用

现代医学研究证明：绿豆中的球蛋白和多糖成分，可促进动物体内胆固醇（TC）在肝脏分解成胆酸，从而加速胆汁中胆盐的排出和降低小肠对胆固醇的吸收；再有，绿豆中的多糖成分，还有增强血清脂蛋白酶活性的作用，使脂蛋白中的三酰甘油水解，从而达到降低血脂的目的。研究还指出，绿豆的降脂作用，还与绿豆所含的植物豆固醇竞争性地抑制外源性食物胆固醇的吸收有关。综上所述，绿豆及其制品确实具有降血脂的作用。

绿豆中的维生素E含量极高，每100克含量可达10.95毫克，再加上所含的胡萝卜素（在体内转化为维生素A），对血管的功能具有很好的保护作用。绿豆含钾量也极高，每100克绿豆含量可达787毫克，而仅含钠3.2毫克，其K因子（钾/钠比值）为245.9，大大超过了降压价定值10，故称绿豆为"清暑降压上品"。

绿豆中还有些无机元素含量相当高的成分，如铁、锰、锌、铜、硒等，不仅可增加血细胞的活力，而且还可改善血液黏滞度，使血液循环的阻力减少，从而起到了降低血压的作用。

（应用指导）

绿豆不宜煮得过烂，以免使有机酸和维生素遭到破坏，降低清热解毒功效。绿豆与大米同煮成粥后，有利于增强食欲，也有利于老年人吞咽。绿豆易与南瓜同煮，绿豆清热解毒，生津止渴；南瓜补中益气。二者同煮，有较强的保健作用。

绿豆忌用铁锅煮。绿豆中含有元素单宁，在高温条件下遇铁会生成黑色的单宁铁，喝了以后会影响人的食欲，对人体有害。绿豆性寒凉，素体阳虚、脾胃虚寒、泄泻者慎食，一般不宜冬季食用。绿豆不宜与狗肉同食，以免引起腹胀；绿豆不可与番茄同食，以免损伤人体元气。

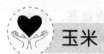

玉米

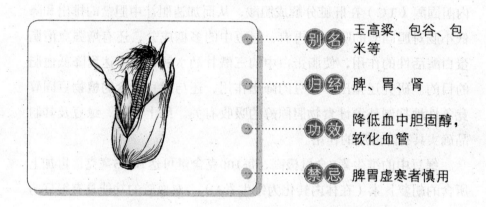

别名　玉高粱、包谷、包米等

归经　脾、胃、肾

功效　降低血中胆固醇，软化血管

禁忌　脾胃虚寒者慎用

玉米，又称玉高粱、包谷、包米等，它有黄、紫、白色之分，且煨煮后不仅气味飘香，而且吃起来甜糯舒润，故又有"珍珠米"的美称。玉米入脾、胃、肾经，适用于气血不足、营养不良、高血脂、动脉粥样硬化、冠心病、高血压、糖尿病、肥胖、脂肪肝、癌症、记忆力减退等。

临床研究观察表明，以玉米等复合糖类代替简单的糖类，可使高血脂患者的三酰甘油（TG）含量降低。玉米脂肪含量较高，可达3.8%；玉米胚芽中脂肪含量更高，可达52%，仅次于大豆。

由玉米提取的玉米油，是一种富含多不饱和脂肪酸的油脂（其中亚油酸高达60%）。研究发现，长期食用玉米油可降低血中胆固醇含量，并有软化血管的作用，可能与玉米油中含有大量的维生素E有关。

有人观察，食用富含多不饱和脂肪酸的油脂（包括玉米油），并减少动物内脏及蛋黄等高胆固醇食物，对预防冠心病的初发和复发均有很好的作用。

综上所述，玉米和玉米油是高血脂、动脉粥样硬化、冠心病、高血压、脂肪肝、肥胖症患者和中老年人的理想食品。

应用指导

吃玉米时应把玉米粒的胚尖全部吃进，因为玉米的许多营养都集中在这里。玉米熟吃更佳，烹调尽管使玉米损失了部分维生素C，却获得了更有营养价值的更高的抗氧化剂活性。患有水肿、高血压、高血脂、慢性肾炎患者不妨常饮玉米须饮，玉米须30克洗净，加水500克，小火煮30分钟，静置片刻，滤取汁液，加白糖适量饮用。可利尿消肿、退黄、降压、降脂。

但需要注意的是，常吃玉米（主食）会导致营养不良，不利健康，最好将其当点心食用有助于肠胃蠕动，起降压减脂的作用。发霉或有霉味的玉米绝对不能食用，易导致癌症，食用前需注意。

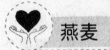

燕麦

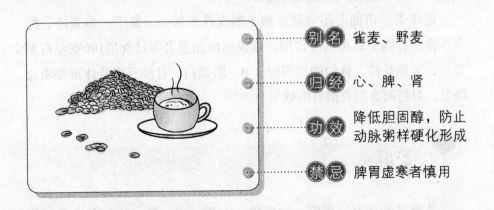

别名　雀麦、野麦

归经　心、脾、肾

功效　降低胆固醇，防止动脉粥样硬化形成

禁忌　脾胃虚寒者慎用

燕麦一直就是我国人民的重要保健食品之一，又名雀麦、野麦，其味甘，性平，无毒，归心、脾、肾经，有养心益肾、健脾和血、清热调中等功能。

现代医学研究证实，燕麦是一种高纤维食物，可增加胃肠蠕动，使脂肪和氮排泄增加，从而降低人体内胆固醇含量，防止动脉粥样硬化的形成。

另外，燕麦中含有极丰富的亚油酸，占全部不饱和脂肪酸的35%～52%，还含有很丰富的维生素E和皂苷素等。经多年临床观察证实，燕麦有明显降低血清总胆固醇、三酰甘油及β-脂蛋白的作用，并能升高高密度脂蛋白—胆固醇。不论是对原发性或继发性高脂血症均有很好的疗效。

应用指导

燕麦的制作方法很多，一般可采用下列两种方法食用。

（1）免煮食用法：将30～50克的燕麦片倒入容器内，加入约200毫升的沸水充分搅拌，3分钟后即可食用。也根据各自的口味加入牛奶、果仁、果汁等多种配料，享受不同风味的燕麦粥。

（2）微波炉煮食法：将30～50克的燕麦片倒入微波炉专用器皿内，加一杯清水或牛奶搅匀，放入微波炉内以高温煮一分钟。根据个人喜好增减水量以调节燕麦粥的稀释度。

近年来，市面上还将燕麦加工制成燕麦罐头、饼干、燕麦片、糕点等食品，购买后可直接食用。建议高血脂患者每日食用100克左右燕麦片，长期坚持，体内的胆固醇、β-脂蛋白、甘油三酯及体重都明显降低，对控制血脂有很好的效果。

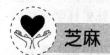

芝麻

芝麻又称胡麻、脂麻、油麻等，有黑、白、黄、棕红色之分，为药食兼用品，但入药均用黑芝麻。芝麻味甘、性平、入肝、肾、肺、脾经，有补血明目、祛风润肠、生津通乳、益肝养发、强身健体、抗衰老之效。芝麻适用于耳鸣耳聋、发枯脱发、乳汁缺乏、贫血、便秘、高血脂、高血压等。

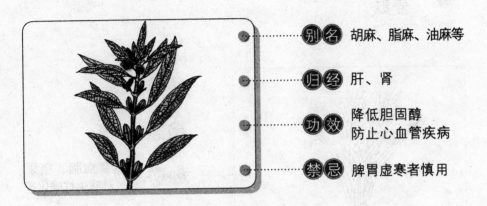

别名 胡麻、脂麻、油麻等

归经 肝、肾

功效 降低胆固醇
防止心血管疾病

禁忌 脾胃虚寒者慎用

现代医学营养学证明：芝麻脂肪含量高，其中不饱和脂肪酸达60%以上，均为亚油酸、棕榈酸、花生四烯酸等，故具有降低胆固醇（TC）、防止心血管疾病的作用。

芝麻中的维生素E含量特高，每100克含量达50.4毫克，为谷、果及蔬菜类食品之冠，故有"维生素E宝库"的美称。它对血管及毛细血管等细胞组织的类脂膜结构具有很好的保护作用。

芝麻含钙量相当高，每100克含量达780毫克，而磷含量为516毫克，使钙磷比值（即钙/磷比值）大于1.5，不仅有利于钙的吸收，还具有降压作用；芝麻含一定量锌，有利于提高或改变锌/镉比值，有利于促进有害元素镉的排出，从而有利于降低血压。

(应用指导)

芝麻食用方法很多，可榨制香油（麻油），供食用或制糕点，也可将芝麻作糕点的馅料，点心、烧饼的面料，亦可作菜肴原料。但需注意的是，芝麻仁外面有一层稍硬的膜，把它碾碎才能使人体吸收到营养，所以整粒的芝麻应加工后再吃。炒制芝麻时千万不要炒煳，炒烟的芝麻含有致癌物质，易引起疾病。

　　芝麻具有润肠的作用，所以患有慢性肠炎、便溏腹泻者忌食；男子阳痿、遗精者忌食。

麦麸

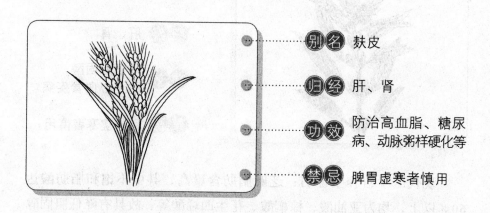

别名　麸皮

归经　肝、肾

功效　防治高血脂、糖尿病、动脉粥样硬化等

禁忌　脾胃虚寒者慎用

　　麦麸，即麦皮，为小麦磨取面粉后筛下的种皮，就是外面的皮。现代营养学研究证明，麦麸的营养素成分很丰富。每100克麦麸中就含有31.3克膳食纤维，含有胡萝卜素120微克，烟酸（尼克酸）12.5毫克，维生素E4.47毫克。其中钾的含量很高，每100克麸皮中就含钾86.2毫克，是补充钾元素的极好食品。科学研究证实，人体缺少钾容易诱发动脉粥样硬化、高血压和高血脂，如果能坚持在饮食中多食用些麸皮类食品，可有效地遏制以上病症的发生。

　　麦麸含有丰富的膳食纤维，是人体必需的营养元素，可提高食物中的纤维成分，可改善大便秘结情况，同时可促使脂肪及氮的排泄，对临床常见纤维缺乏性疾病的防治作用意义重大。麦麸还有助于降低血脂和胆固醇。由于人体摄入了高纤维成分，从而可以降低粪便中的类固醇的排出，而人体内胆固醇的主要分解代谢过程是通过粪便的排泄，所以可以使血清胆固醇下降，动脉粥样硬化的形成减慢。此外，麦皮中含有的B族维生素，在体内发挥着许多功能，而且还是食物正常代谢中不可缺少的营养成分，常食用一些麦麸对调治高血脂、高血压、冠心病、糖尿病等病都是非常有帮助的。

应用指导

食用麦麸一般糊粉状，口感较粗糙，食用时，先把麦皮放入锅内，加水泡30分钟，然后用猛火烧开，下入牛奶煮10分钟，再下入砂糖、黄油、盐，煮到麦皮熟烂、稀稠适当即可食用。有助于补气养血，敛汗止泄。但是，麦麸不宜与酸性食物同食，否则易导致腹泻、腹痛等症状。

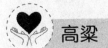

高粱

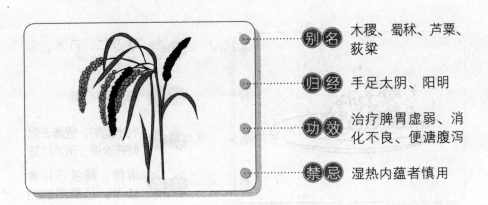

别名 木稷、蜀秫、芦粟、荻粱

归经 手足太阴、阳明

功效 治疗脾胃虚弱、消化不良、便溏腹泻

禁忌 湿热内蕴者慎用

高粱又称木稷、蜀秫、芦粟、荻粱。味甘、涩，性温。入手足太阴、阳明经。能益脾温中，涩肠止泻。1年生草本，我国各地均有栽培。秋季采收成熟的果实，晒干除去皮壳用。性喜温暖，抗旱、耐涝。按性状及用途可分为食用高粱、糖用高粱、帚用高粱等类。

高粱中含镁丰富，可以降低血液中胆固醇的含量，调节血脂。高粱所含的钾很丰富，所以它又可以抑制机体对胆固醇的吸收。因此，长期适量食用高粱可以有效降低血脂。

除此之外，高粱还含有蛋白质、脂肪、糖类、B族维生素、烟酸等成分。主要用于脾胃虚弱、消化不良、便溏腹泻的治疗。

应用指导

高粱的吃法较多，可入药煎汤饮用，也可酿酒，但主要是为炊饭或磨制成粉后再做成其他各种食品，比如面条、面鱼、面卷、煎饼、蒸糕、黏糕等。加工成的高粱面，能做成花样繁多、群众喜爱的食品。除食用外，高粱可制淀粉、制糖、酿酒、做醋和制酒精等。

用高粱米熬粥时，最好能先浸泡2小时，这样比较容易煮烂，熬成粥后加入冰糖再煮片刻，糖化后温服，口感较好。

薏米

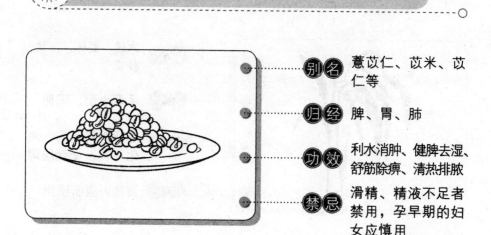

别名 薏苡仁、苡米、苡仁等

归经 脾、胃、肺

功效 利水消肿、健脾去湿、舒筋除痹、清热排脓

禁忌 滑精、精液不足者禁用，孕早期的妇女应慎用

薏米又名薏苡仁、苡米、苡仁、土玉米、起实、薏珠子。味甘淡，性凉。归脾、胃、肺经。是常用的中药，又是普遍、常吃的食物，有利水消肿、健脾去湿、舒筋除痹、清热排脓等功效，为常用的利水渗湿药。

因为薏米中含镁丰富，可以降低血液中胆固醇的含量，调节血脂。而薏米所含的钾很丰富，所以它又可以抑制机体对胆固醇的吸收。因此，长期适量食用薏米可以有效降低血脂。

薏米主要成分为蛋白质、维生素B_1、维生素B_2等营养物质，所以有消斑、防止脱发、瘦脸，同时也有减少皱纹的功效。从中医的角度上讲薏米是普遍常吃的食物，它能促进体内血液和水分的新陈代谢，有活血调经止痛、利尿、消水肿的作用。

(应用指导)

薏米的食用方法很多，最简单的，是将炒过的薏仁当做茶泡水喝，或是将炒熟后的薏仁磨碎，每天服薏仁粉。薏仁茶或薏仁粉市面上都有贩售。也可以和绿豆一起煮，煮成绿豆薏米粥（在煮之前把薏仁浸在水中泡软，煮起来会比较快）。但患有便秘、尿多者，滑精、精液不足者忌食。消化功能较弱的儿童和老弱体虚者应少食。孕早期妇女应慎用。

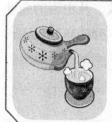

第六节

驴鸭鱼虾，降血脂人人夸

对于高血脂的治疗长久以来存在一个误区，就是有一个不成文的规定："高血脂患者不可以吃肉。"殊不知，长期不吃肉的素食者更容易患上高血脂。那么，我们应该怎样正确理解这句话呢？高血脂患者不可以吃含脂肪高的肉类，或类似的油炸食品。因此能不能吃肉是相对的，而不是绝对的。纠正了错误的观点，下面肉类任你吃，它们即可解馋又治病。

 驴肉

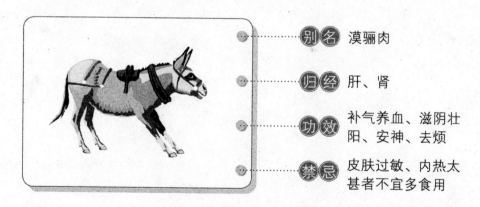

别名 漠骊肉

归经 肝、肾

功效 补气养血、滋阴壮阳、安神、去烦

禁忌 皮肤过敏、内热太甚者不宜多食用

驴肉，是一种高蛋白、低脂肪、低胆固醇肉类。驴肉中氨基酸构成十分全面，8种人体必需氨酸和10种非必需氨基酸的含量都十分丰富。因此又有"天上龙肉，地上驴肉"的美誉。它味甘、酸，性平，具有补气养血、滋阴壮阳、安神、去烦的功效。

因为驴肉是一种高蛋白、低脂肪、低胆固醇的食物，且不饱和脂肪酸丰富，所以常吃可以降血脂、降低胆固醇。

此外，肉中的不饱和脂肪酸，尤其是亚油酸、亚麻酸丰富，所以对动脉硬化、冠心病、高血压有着良好的保健作用。驴肉汤具有补血益气、护肤养颜的功效，所以又非常适合女士美容养颜。

应用指导

皮肤过敏、内热太甚者不宜多食用驴肉。再者，腹泻者忌食。吃驴肉后不宜立即饮茶水。

鸭肉

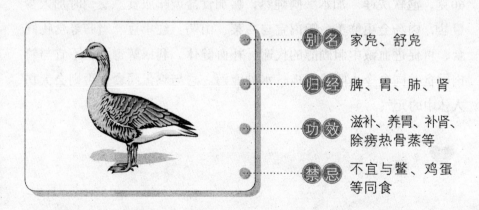

别名　家凫、舒凫

归经　脾、胃、肺、肾

功效　滋补、养胃、补肾、除痨热骨蒸等

禁忌　不宜与鳖、鸡蛋等同食

鸭肉是一种美味佳肴，为鸭科动物家鸭的肉。又名家鸭肉、家凫肉。适于滋补，是各种美味名菜的主要原料，古人曰：鸭肉美，就连家鸡都喜食之。鸭肉性寒、味甘、咸，归脾、胃、肺、肾经，可大补虚劳、滋五脏之阴、清虚劳之热、补血行水、养胃生津、清热健脾。

鸭肉的营养价值很高，蛋白质含量比畜肉高得多。而鸭肉的脂肪、糖类含量适中，特别是脂肪均匀地分布于全身组织中。鸭肉中的脂肪酸主要是不饱和脂肪酸和低碳饱和脂肪酸，含饱和脂肪酸量明显比猪肉、羊肉少。有研究表明，鸭肉中的脂肪不同于黄油或猪油，其饱和脂肪酸、单不饱和脂肪酸、多不饱和脂肪酸的比例接近理想值，其化学成分近似橄榄油，有降低胆固醇的作用，对防治心脑血管疾病有益，对于担心摄入太多饱和脂肪酸会形成动脉粥样硬化的人群来说尤为适宜。

此外，鸭肉所含B族维生素和维生素E较其他肉类多，所以能有效抵抗脚气病、神经炎和多种炎症，还能抗衰老。而其中较丰富的烟酸，又可对心肌梗死等心脏疾病患者有很好的保护功效。

应用指导

鸭肉与海带共炖食，可软化血管，降低血压，对老年性动脉硬化和高血压、心脏病有较好的疗效。取鸭1只，去肠杂等切块；海带60克，泡软洗净。加水一同炖熟，略加食盐调味服食。烹调时加入少量盐，肉汤会更鲜美。鸭肉宜与白菜、山药、红小豆、当归等食物同食，可促进血液中胆固醇的代谢，补血健体、利尿解毒。但不宜与鳖肉同食，同食令人阴盛阳虚，水肿泄泻。忌与鸡蛋同食，否则会大伤人体中的元气。

虾

虾，是一种生活在水中的长身动物，属节肢动物甲壳类，种类很多，包括草虾、小龙虾、对虾、青虾、河虾等。性温，味甘，入肝、肾经。具有补肾壮阳、通乳抗毒、养血固精、化淤解毒、益气滋阳、通络止痛、开胃化痰等功效。

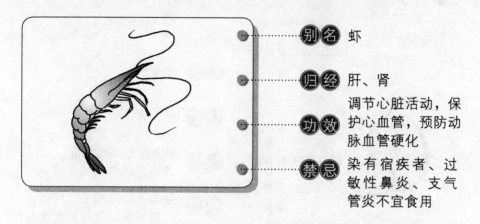

别名　虾

归经　肝、肾

功效　调节心脏活动，保护心血管，预防动脉血管硬化

禁忌　染有宿疾者、过敏性鼻炎、支气管炎不宜食用

因为虾中含镁丰富，可以降低血液中胆固醇的含量，调节血脂；还可以调节心脏活动，保护心血管，预防动脉血管硬化。长期食用可以降血脂。

应用指导

虾的烹调方式多以蒸、煮、炖为主，这样可保持原有的鲜味，但吃法却有所讲究。

一般虾特别适合中老年人、孕妇、心血管病患者，肾虚阳痿、男性不育症、腰脚无力之人更适合食用；同时适宜缺钙所致的小腿抽筋者食用。宿疾者、正值上火之时不宜食虾；体质过敏，如患过敏性鼻炎、支气管炎、反复发作性过敏性皮炎的老年人不宜吃虾；另外虾为动风发物，患有皮肤疥癣者忌食。

虾忌与某些水果同吃。虾含有比较丰富的蛋白质和钙等营养物质。如果把它们与含有鞣酸的水果，如葡萄、石榴、山楂、柿子等同食，不仅会降低蛋白质的营养价值，而且鞣酸和钙离子结合形成不溶性结合物刺激肠胃，引起人体不适，出现呕吐、头晕、恶心和腹痛腹泻等症状。海鲜与这些水果同吃至少应间隔2小时。

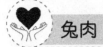

兔肉

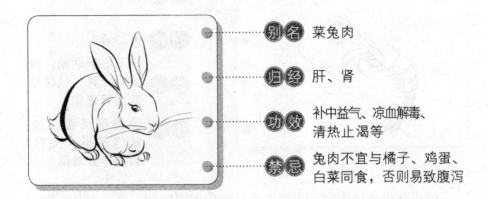

别名 菜兔肉

归经 肝、肾

功效 补中益气、凉血解毒、清热止渴等

禁忌 兔肉不宜与橘子、鸡蛋、白菜同食，否则易致腹泻

兔肉属于高蛋白质、低脂肪、少胆固醇的肉类，它包括家兔肉和野兔肉两种，家兔肉又称为菜兔肉。味甘，性凉，具有补中益气、凉血解毒、清热止渴、解毒利便、泄热凉血之功效。

兔肉中所含的脂肪和胆固醇，低于所有其他肉类，而且脂肪又多为不饱和脂肪酸，所以常吃兔肉，不但可强身健体，还可以调节体内的血脂含量。经常食用兔肉可以保护血管壁，阻止血栓形成，对高血压、冠心病、糖尿病患者有益处；兔肉富含大脑发育不可缺少的卵磷脂，又有健脑益智的功效。而兔肉中含有多种维生素和8种人体所必需的氨基酸，常食可让儿童健康成长，老人延年益寿。

（应用指导）

兔肉的烹调方法较多，但烹调时有很多讲究。一般食用兔肉后，不宜马上吃橘子，也不要与芥末、鸡蛋、白菜搭配食用兔肉，易导致引起肠胃功能紊乱，而致腹泻。而烹调兔肉时，忌用生姜，姜辛辣性热，二者味性相反，寒热同食，易导致腹泻。兔肉也不宜与芹菜同食，食后容易引起脱发、掉发等症。

鹌鹑

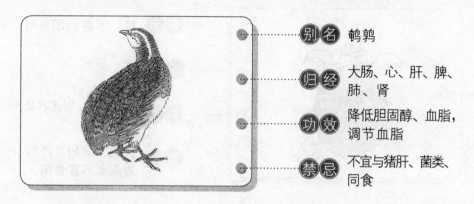

别名　鹌鹑

归经　大肠、心、肝、脾、肺、肾

功效　降低胆固醇、血脂，调节血脂

禁忌　不宜与猪肝、菌类同食

鹌鹑是雉科中体形较小的一种。分布于中国四川、黑龙江、吉林、辽宁、青海、河北、河南、山东、山西、安徽、云南、福建、广东等地。味甘，性平，入大肠、心、肝、脾、肺、肾经；可补中益气、清利湿热。

因为鹌鹑中含镁丰富，可以降低血液中胆固醇的含量，调节血脂。而鹌鹑所含的钾很丰富，所以它又可以抑制机体对胆固醇的吸收。因此，长期适量食用鹌鹑可以有效降低血脂。

鹌鹑可主治水肿、肥胖型高血压、糖尿病、贫血、胃病、肝大、肝硬化、腹水等多种疾病。

鹌鹑含卵磷脂丰富，可抑制血小板的凝聚，进而可以阻止血栓形成，保护血管壁，防止动脉硬化。而它又是高级神经活动不可缺少的营养物质，具有健脑作用。

应用指导

高血脂患者食用鹌鹑最好以炖、煮为主，这样更有利于营养的吸收，调治疾病。但感冒期间忌食鹌鹑。鹌鹑肉不宜与菌类、猪肝同食，与菌类同食，容易导致痔疮；与猪肝同食，容易导致脸上长雀斑。

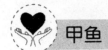 甲鱼

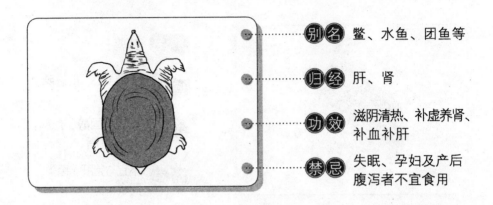

别名 鳖、水鱼、团鱼等

归经 肝、肾

功效 滋阴清热、补虚养肾、补血补肝

禁忌 失眠、孕妇及产后腹泻者不宜食用

甲鱼俗称鳖、水鱼、团鱼等，卵生两栖爬行动物。是变温动物，为水陆两栖，用肺呼吸。主要生活在湖泊、池塘、水库、三角湾和流动缓慢的河里。性平，味寒，具有滋阴清热、补虚养肾、补血补肝的功效。

甲鱼富含蛋白质、脂肪、铁、钙、动物胶、胶质白及多种维生素等营养元素。而且有较好的净血作用，常食者可降低血胆固醇，因此适宜高血脂、动脉硬化、冠心病、高血压患者食用；适宜低蛋白血症患者食用；适宜脚气病患者食用；适宜体质衰弱、肝肾阴虚、骨蒸劳热、营养不良之人食用；适宜肺结核及肺外结核低烧不退之人食用；适宜慢性肝炎、肝硬化腹水、肝脾肿大、糖尿病以及肾炎水肿之人食用；适宜各种类型的癌症患者及放疗化疗后食用；适宜干燥综合征患者食用。

需要注意的是患有肠胃炎、胃溃疡、胆囊炎等消化系统疾病者不宜食用；失眠、孕妇及产后腹泻者不宜食用。因为它边缘肉裙部分还含有动物胶质，不容易消化吸收，所以一次不宜吃得太多。

应用指导

甲鱼的烹调方法是：将甲鱼翻过身来，背朝地，肚朝天，当它

使劲翻身将脖子伸到最长时，用快刀在脖根一剁，然后控血。如果自己无法下手的话，那最好让卖家帮你宰杀，自己加工清洗。清洗方法是，放半锅水，水温烧至有70~80℃，将宰杀后的甲鱼放在热水中，烫2~5分钟（具体时间和温度根据甲鱼的老嫩和季节掌握）捞出，放凉后（迫不及待者可以用凉水浸泡降温），用小刀将甲鱼全身的乌黑污皮轻轻刮净。

牡蛎

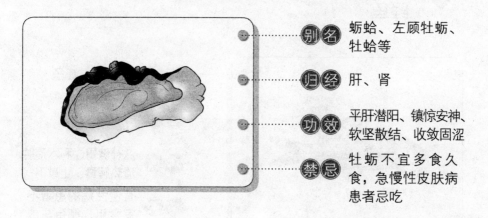

别名 蛎蛤、左顾牡蛎、牡蛤等

归经 肝、肾

功效 平肝潜阳、镇惊安神、软坚散结、收敛固涩

禁忌 牡蛎不宜多食久食，急慢性皮肤病患者忌吃

　　牡蛎别名蛎蛤、左顾牡蛎、牡蛤、海蛎子壳、海蛎子皮、左壳、海蛎子、蛎黄、生蚝、鲜蚵等。属牡蛎科，双壳类软体动物，分布于温带和热带各大洋沿岸水域。壳烧成灰可入药。性微寒，味甘、咸，平肝潜阳、镇惊安神、软坚散结、收敛固涩。

　　因为牡蛎富含微量元素锌及牛磺酸，而牛磺酸可以促进胆固醇的分解，所以长期食用有助于降低血脂水平。

　　此外牡蛎中所含的钾可治疗皮肤干燥及粉刺；铜可使肤色好看，看起来特别有血色；维生素也可以使皮肤光润，同时可以调节油脂的分泌。因又含多种维生素与矿物质，特别是硒，故还可以调节神经、稳定情绪。

应用指导

牡蛎不宜多食久食，以免引起便秘和消化不良。急慢性皮肤病患者忌吃；脾胃虚寒、慢性腹泻便溏者也不宜多吃。

新鲜的牡蛎比较容易制作，但如果购买的牡蛎干，那就需要泡软后再进行烹调。可先准备一盆热水，将少许小苏打粉溶于热水中，然后把牡蛎干放在热水中浸泡4～6小时，泡软后清水洗去异味，再进行加工就可作出与新鲜牡蛎一样的美味佳肴了。

鲤鱼

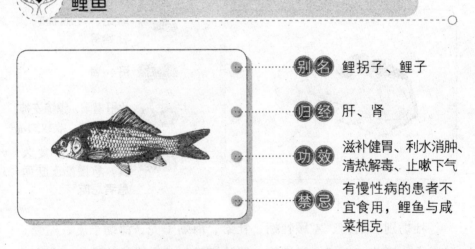

别名　鲤拐子、鲤子

归经　肝、肾

功效　滋补健胃、利水消肿、清热解毒、止嗽下气

禁忌　有慢性病的患者不宜食用，鲤鱼与咸菜相克

鲤鱼别名鲤拐子、鲤子。鲤科中粗强的绿褐色鱼。杂食性，掘寻食物时常把水搅浑，增大混浊度，对很多动植物有不利影响。性平，味甘，滋补健胃，利水消肿，清热解毒，止嗽下气。

因为鲤鱼中含有丰富的二十碳五烯酸，可有效抑制肝脏合成脂质和脂蛋白的作用，促进胆固醇的排泄，进而使血液中获得血浆胆固醇和三酰甘油明显降低，长期食用可以有效降低血脂。

它的鳞片具有散血、止血的功效，对于治疗吐血、衄血、崩漏带下、淤滞腹痛、痔漏效果好。而且鲤鱼的脂肪多为不饱和脂肪酸，能很好地降低胆固醇，可防治动脉硬化、冠心病，因此多吃鲤鱼可以健康长寿。

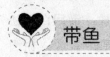
应用指导

鲤鱼是发物，有慢性病的患者不宜食用。另外鲤鱼忌与绿豆、甘草、芋头、牛羊油、猪肝、鸡肉、荆芥、南瓜和狗肉同食，也忌与中药中的朱砂同服；鲤鱼与咸菜相克，可引起消化道癌肿。

♥ 带鱼

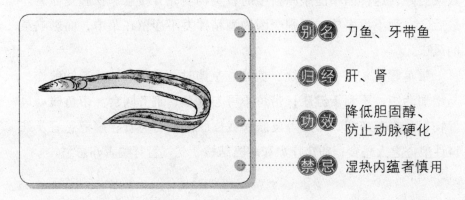

别名　刀鱼、牙带鱼

归经　肝、肾

功效　降低胆固醇、防止动脉硬化

禁忌　湿热内蕴者慎用

带鱼又叫刀鱼、牙带鱼，是鱼纲鲈形目带鱼科动物。性温，味甘、咸，补脾益气，暖胃养肝，泽肤补气，养血健美。可以降低胆固醇、防止动脉硬化、预防冠状动脉心脏病、抗癌等等。

因为带鱼含有丰富的镁元素，对心血管系统有很好的保护作用。而带鱼又多含有不饱和脂肪酸，且这种脂肪酸的碳链较长，可有效降低血液内的胆固醇。所以长期食用可以控制血脂升高。

带鱼药用价值还是广泛的。据医术书籍记载，带鱼有养肝、祛风、止血等功能，对治疗出血、疗疮、痈肿等疾有良效。带鱼鳞是制造解热息痛片和抗肿瘤的药物原料。适宜久病体虚、血虚头晕、气短乏力、食少羸瘦、营养不良之人食用。

应用指导

　　带鱼肉多刺少、营养丰富，常常成为人们餐桌上的美食。可是带鱼的腥味很重，所以很多人都会在烹调时加些料酒祛腥增鲜。实际上，做带鱼如果用白酒，祛腥效果会比料酒更好。将带鱼去鳞去内脏，洗净后，斜刀切成菱形块。然后放入大碗中，撒入盐、花椒、淋入高度白酒，搅拌均匀后腌制10分钟再烹饪，就能很好地去掉带鱼的腥味。需要注意的是，料酒做菜只能在加热的时候放。而用白酒祛腥，可以在加热时，也可以在腌制时放入。不过，在腌制时放入白酒效果更好，这样酒精能跟原料中的胺类物质充分接触，祛腥更显著。最后，白酒不可多放，否则会因为酒精挥发不净留在菜中，而影响菜的风味。

　　带鱼腥气较重，宜红烧、糖醋。烹调时，忌用牛油、羊油煎炸，易增加油脂，不利于健康；带鱼不可与甘草、荆芥同食。带鱼属动风发物，凡患有疥疮、湿疹等皮肤病或皮肤过敏者忌食；癌症患者及红斑性狼疮之人忌食；痈疖疔毒和淋巴结核、支气管哮喘者亦忌之。

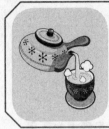

第七节

科学配餐，不同病症配餐对症

　　吃饭并不是简单地填饱肚子，它也是一门科学。尤其对于患有高血脂的患者来说，很多时候，当患者得知自己患上高血脂时，还伴有其他病症，如高血脂合并高血压、高血脂合并糖尿病等。因此，患者要想稳定病情，逐步恢复身体健康状态，那么首先要从一日三餐做起。下面，我们就来具体了解不同病症每日配餐。

♥ 高血脂合并高血压对症配餐

1.【一日食谱推荐】

早餐	玉米面馒头，水蒸蛋，拌黄瓜
加餐	百合藕粉羹
午餐	猪肉白菜水饺，清炒茄夹
加餐	芒果
晚餐	玉米粥，黑木耳芹菜

2.【配餐食谱】

 牛肉炒芹菜

【原料】芹菜300克，牛肉90克，调料适量。

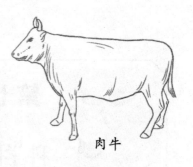

肉牛

【做法】将芹菜去根及叶，洗净，切成3厘米长的段；牛肉切片，再切成丝，放入碗中加入豆瓣酱、淀粉、料酒、酱油，拌匀；置锅，大火，放入植物油，待油热后爆牛肉丝，翻炒至肉丝变色，投入芹菜段及盐炒一下，与肉丝混合，湿淀粉勾芡即可。

【功效】芹菜性凉，对头晕目眩、双眼赤红的高血压患者尤为适用。

海蜇皮炒绿豆芽

【原料】海蜇皮200克，绿豆芽180克，香菜45克，大葱10克，大蒜（白皮）5克，调味料适量。

【做法】把海蜇皮切细丝，热水烫出，控水分；绿豆芽去杂，洗净，开水焯出，控净水分；香菜择洗干净，切成段备用；大葱、大蒜洗净，切成片；热锅放入植物油、花椒，炸出香味，滤除花椒，留油备用；加葱片、蒜片烹出香味，烹入料酒，即放绿豆芽、蜇皮和盐、鸡精，用大火快炒，放香菜段，烹醋，撒胡椒粉，淋适量芝麻油即成。

【功效】该菜清新爽口，有清热解毒的功效。绿豆芽还能帮助降低体内胆固醇，适合高血压、高血脂患者食用。

 高血脂合并糖尿病对症配餐

1.【一日食谱推荐】

早餐	面包，小米粥，竹笋丝
加餐	牛肉羹
午餐	米饭，烧带鱼
加餐	苹果
晚餐	玉米粥，黑木耳芹菜

2.【配餐食谱】

绿豆灌藕

【原料】藕4节，绿豆200克，胡萝卜150克，白糖适量。

【做法】先将绿豆洗净浸泡30分钟后滤干，胡萝卜洗净，切碎捣泥，白糖调匀待用；藕洗净，用刀切开靠近藕节的一端，切下部分留作盖；将绿豆萝卜泥塞入藕洞内，满为止，并将切下部分盖在原处，再用竹签插牢，上锅隔水蒸熟即可。

【功效】该配膳清淡可口，营养丰富，健脾去湿，补虚降脂。

鱼头炖豆腐

【原料】豆腐80克，鲢鱼头1个，枸杞子15克，姜5克，调料适量。

【做法】将鲢鱼头洗净，从中间剁开；豆腐切小块；枸杞子、姜洗净，切片备用；锅加清水适量，水开后放入鱼头，煮沸后撇浮沫，放入醋、料酒、姜片，加盖，用小火烧约10分钟；待鱼头七八成熟时放入豆腐块、枸杞子，继续用文火收汤，加入盐、鸡精调味即可。

【功效】这道菜属于低脂肪高营养菜系，有利于高血脂糖尿病患者补充营养，降低血脂。

高血脂合并冠心病对症配餐

1.【一日食谱推荐】

早餐	牛奶，火腿肠，凉拌芹菜
加餐	鸭梨
午餐	馒头，香菇油菜
加餐	香蕉
晚餐	米粥，猪肉炖白菜

2.【配餐食谱】

玉兰炒兔丝

【原料】玉兰片90克，兔肉（兔里脊肉）150克，火腿10克，鸡蛋清20克，调料适量。

【做法】玉兰片洗净，切丝；将兔肉洗净，切成薄片，再顺纹切成约4.5厘米长的细丝；火腿也切丝；鸡蛋清盛入碗内，放一半水淀粉调成蛋清浆，将肉丝放入蛋清浆内，用筷子拌匀；置锅，大火，烧热用植物油滑锅后，放入适量熟猪油，烧至四成热时，放入肉丝过油，约1分钟，倒入漏勺沥油；炒锅留油适量，把玉兰片丝、葱段、姜丝下锅煸炒，再放料酒、盐、少许肉汤、鸡精，再投放肉丝，最后勾芡，撒上胡椒粉，盛盘后撒上火腿丝即成。

【功效】兔肉脂肪少，胆固醇低，蛋白质含量高，易于吸收消化，特别适合中、老年人及冠心病、高血压、肝病等患者食用。

豆腐荠菜羹

【原料】豆腐（南）180克，荠菜80克，香菇（干）、竹笋各2克，水面筋40克，胡萝卜20克，姜、调料各适量。

【做法】豆腐切丁；荠菜去杂，洗净，切碎；香菇泡发，洗净，切丁；胡萝卜洗净，焯熟后切丁；竹笋（煮熟）和面筋切丁备用；向锅内加植物油，烧至七成热，加鸡汤、熟笋丁、面筋丁、荠菜碎、豆腐丁、香菇丁、胡萝卜丁、盐，再加入姜末、鸡精；烧开后勾芡，出锅前淋上适量芝麻油，装入大汤碗即成。

【功效】荠菜清热解毒、止血、降压，再配上具有清热、利水、补中益气作用的豆腐，大大提高了这道菜清热利水、降压的功效。高血脂、冠心病、高血压等病患可经常食用这道菜。

高血脂合并脂肪肝对症配餐

1.【一日食谱推荐】

早餐	馒头，稀饭，豆腐乳
加餐	牛奶
午餐	米饭，菠菜牛肉丝，韭菜炒鸡蛋
加餐	柚子
晚餐	黑米粥，腐竹炒芹菜

2.【配餐食谱】

香菇炒油菜

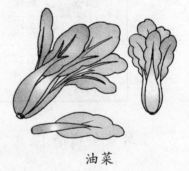

油菜

【原料】小油菜120克，香菇（干）12克，大蒜（白皮）5克，调料适量。

【做法】小油菜洗净，切段；大蒜去皮，洗净，切成碎末；香菇洗净，泡发，去蒂备用；锅上火，放入植物油烧热，蒜末爆香，放入香菇、小油菜及盐以及适量芝麻油炒熟即可。

【功效】健脾益气，解毒降脂、抗肿瘤。本菜适用于高血脂患者，对牙龈出血、口腔炎症、皮肤干燥均有防治疗效。

虾米菜花

【原料】菜花250克，虾米45克，盐、鸡精各适量。

【做法】将菜花洗净，掰成小朵；虾米洗净，泡发后切末备用；锅置火上，加适量清水烧沸，菜花过水，捞出沥干，晾凉。把菜花放入盆内，加入盐、鸡精拌匀，停10分钟，把虾米末撒在菜花上，淋上适量芝麻油即成。

【功效】菜花中含有丰富的维生素C、维生素K、硒、胡萝卜素等多种具有生物活性的物质，再与虾米搭配，可以增强肝脏的解毒能力。

高血脂合并肾病综合征对症配餐

1.【一日食谱推荐】

早餐	大米粥，蛋糕，咸菜
加餐	柠檬
午餐	米饭，清蒸鱼，西红柿豆腐汤
加餐	石榴
晚餐	馒头，小白菜虾皮汤，胡萝卜炒猪肝

2.【配餐食谱】

红煨乳鸽

【原料】熟青豆、熟胡萝卜各25克，乳鸽2只，葱花1小匙，姜1片，调料适量。

【做法】将乳鸽切成8块，洗净，用水淀粉上浆；胡萝卜切成滚刀块备用；锅留油，烧至七成热时放入鸽块炸1分钟，捞出控油；锅底留油放入葱花煸炒，然后再放入炒好的鸽块、胡萝卜块和青豆，煸炒；加入料酒、白糖、酱油、姜片、适量清水，用武火烧开，随改用小火煨汤，加入鸡精，勾芡即可。

【功效】这道菜能调养精血，滋补肾阴，适用于慢性肾炎久治不愈、体质虚弱、长期水肿的患者。

清煲羊肾汤

【原料】羊肾2个，杜仲15克，五味子5克，盐、鸡精各适量。

【做法】羊肾切开去脂膜，洗净切片；杜仲、五味子分别洗净备用；将羊肾、杜仲、五味子一齐放入炖盅内，加适量开水，用文火炖1小时，调入盐、鸡精即可。

【功效】本汤有温肾涩精、收摄蛋白、强筋健骨的功效。适用于肝肾虚寒之肾病综合征、阳痿遗精、小便频数、时有头晕耳鸣等病症。

高血脂合并动脉粥样硬化对症配餐

1.【一日食谱推荐】

早餐	去脂牛奶、玉面发糕、拌莴笋丝
加餐	去脂牛奶
午餐	米饭、炖豆腐、炒茄丝
加餐	米汤
晚餐	西红柿炒圆白菜、清炖鸡块

2.【配餐食谱】

豆腐鲜菇汤

【原料】豆腐（北）150克，蘑菇（鲜）80克，青蒜20克，调料适量。

【做法】把豆腐、蘑菇洗净，切小片；青蒜洗净，切段；向锅内加入高汤，放入豆腐片、蘑菇片、盐烧开，撇沫，再加胡椒粉、醋，淋入适量香油，放少许鸡精，最后再加入青蒜段即成。

【功效】此汤中蘑菇配豆腐，其清热解毒、补中生津作用相互加强，长期食用能收到抗癌和降血脂、降压的功效，是高血脂、冠心病、高血压患者首选菜肴。

鲜芹蘑菇汤

【原料】芹菜（鲜）、香菇（鲜）各20克，银耳（干）8克，鸡精适量。

【做法】香菇洗净，切碎；银耳泡发，洗净；芹菜洗净，留叶去根，切成碎片，备用；把芹菜、香菇、银耳放入锅内，加适量清水共煮成汤，煮至香菇、银耳均烂熟如泥时即可。最后放入鸡精提鲜即可。

【功效】这道汤以芹菜与鲜菇为主料，配以银耳，具有降压、降脂的功效，是中老年高血脂患者的保健佳肴。

第三章

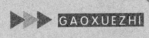

GAOXUEZHI

JUJIA TIAOYANG BAOJIAN BAIKE

运动降脂，蹦蹦跳跳不会老

高血脂形成的其中一个原因就是：由于人们不喜欢运动，活动量不足，一方面使血液中的血脂含量升高，易形成血栓或动脉粥样硬化；另一方面，使体内的过多的热量无处释放，进而转化为脂肪囤积在皮下，让人增胖。而人体增胖了就会更加不愿意运动了，这样就会加剧体内血栓和动脉粥样硬化的形成，而人体增胖的速度也会加剧。如此恶性循环，让高血脂患者痛苦不堪。而运动降脂理论观念的推出，可谓是一箭双雕，让人不禁欢呼雀跃。

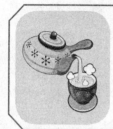

第一节

健康必修：运动应按规矩出牌

运动可健身，运动可治病，但运动更要做到有章可循，特别是患有慢性疾病的中老年人。盲目运动锻炼，只会使血脂越来越高，体况越来越差。那么，高血脂患进该如何运动呢？看看下面的内容，你便能得出答案。

 ## 生命不止，运动不息

生命在于运动，运动不仅能治疗疾病，而且还能促进人体各脏器功能的恢复。运动既对全身有积极影响，又对局部器官产生强有力的作用，在临床医学及康复医学中占有重要地位。

流行病学研究发现，运动和不运动对血脂的影响有显著的差异。运动可以增加高密度脂蛋白—胆固醇和减少低密度脂蛋白—胆固醇。瑞典科学家卡尔逊曾报道一组受试者在参加10天步行500千米的运动锻炼之后，低密度脂蛋白—胆固醇由原来的3.35毫摩尔/升降至1.58毫摩尔/升，而高密度脂蛋白—胆固醇从第6天起已显著增高，由原来的1.61毫摩/升增至1.82毫摩尔/升。其他学者也报道了大量研究成果，证实体力活动者高密度脂蛋白—胆固醇含量及高密度脂蛋白和低密度脂蛋白的比值均高于不常活动者，而且冠心病的发生率明显低于不常运动者。运动使高密度脂蛋白—胆固醇升高的机制尚不清楚，但大部分学者认为运动可导致组织对胰岛素的敏感性增加，从而提高脂肪酶的活性，而使高密度脂蛋白—胆固醇增高。另外，运动可增加能量消耗，提高静息时的代谢率，加快动用储存的脂肪，防止体内脂肪堆积，调整食欲和促进有利于身体健康的饮食类型的变化，以降低体重。经常的体力活动或同时改变膳食成分，会明显降低血清胆固醇、三酰甘油，减少冠心病发病的危险因素。

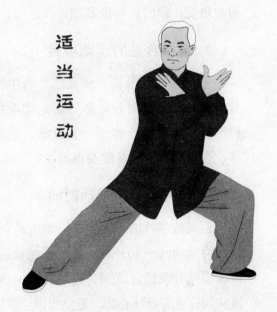

适当运动

此外，运动还能改善机体的糖代谢，改善机体的血凝状态，改善血小板功能，降低血液黏度；运动还可改善心肌功能，增强心肌代谢、促进侧支循环的建立，这些都对改善脂质代谢、防治冠心病具有积极的影响。

温馨提示

降脂需要运动与饮食相结合

高血脂患者加强运动锻炼是积极的防治措施，健康人特别是身体偏胖者也应加强运动锻炼以预防高血脂的发生。但必须提醒大家注意的是，运动锻炼虽然有百利而无一害，但它并非万能。近来研究认为，不改变饮食结构而进行单纯运动，并不能显著降脂。如果两者结合再配以合适的药物治疗，定能有效控制血脂水平。

适度运动，有效降脂

运动对血脂的良性调节作用提示我们无论从预防还是从治疗高血脂的角度，都应该积极参加体育运动，但是必须遵循以下原则：

1. 选择合适的运动项目

运动要以有节奏、重复性、轻中等运动项目为宜。患者应根据自身的情况，选择对自己适宜的运动项目，如选择长距离步行或远足、慢跑、骑自行车、体操、太极拳、游泳、爬山、乒乓球、羽毛球、网球、迪斯科健身操及健身器等。

2. 掌握合适的运动时间

运动持续时间应该合理，如达到个体最大心率的79%～85%后可继续维持运动20～30分钟。运动开始前应做5～10分钟的预备动作，使脉搏缓慢地升至适宜范围，运动终止前也应有5～10分钟的减速期，使血液从四肢逐渐返回心脏，避免出现心脏缺血或自主神经不平衡等症状。

3. 掌握合适的运动量

运动量是指运动给人体带来的生理负荷量。运动量的测定，往往以运动者的呼吸、心跳、脉搏、氧气消耗量等作为客观指标，并且结合运动者自己的主观感觉加以全面测量。

一般情况下，在锻炼前可先测1分钟的脉搏数，锻炼后再测1次。如果运动量适宜，正常健康老年人运动后的最高心率不要超过170减去年龄数。譬如年龄为60岁，则运动后最高心率应掌握在每分钟110次的水平。而且在1小时内能恢复正常。这样的心率反映了一般老年人身体中氧的需要量与消耗量之间的平衡，这种强度对老年人是适宜的。

如果运动之后，锻炼者食欲增加，睡眠良好，情绪轻松，精力充沛，即使增大运动量也不感到疲劳，这是动静结合、运动量适宜的

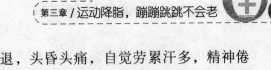

表现。反之，如运动后食欲减退，头昏头痛，自觉劳累汗多，精神倦怠，说明运动量过大，应酌减。如减少运动量后，仍有上述症状，且长时间疲劳，则应做身体检查。

4. 运动要因人因地因时制宜

个人可根据自己的身体状况、年龄阶段、体质与运动量的配合，选择相适宜的运动方法和运动量来进行日常的运动锻炼。

清晨空气污染在一天之中最为严重，尤其是浓雾天气，锻炼者呼吸加深加快，污物、灰尘、细菌很容易经呼吸道进入人体，极易造成肺、气管感染，所以不宜晨练，最好在下午或傍晚锻炼。

如在饭前锻炼，至少要休息半小时后才能用餐；饭后则至少要休息1个半小时以上才能锻炼。也有人喜好在晚上睡觉前锻炼，这是各人运动的习惯。为了避免锻炼后过度兴奋而影响入睡，应该在临睡前2小时左右结束锻炼。合并冠心病、肾脏病等患者的锻炼方案应在医生指导下确定。

 高血脂合并肥胖症患者的运动方法

流行病学的观察表明，体育活动不一定能明显减少体重，但参加运动的肥胖病患者比不参加运动的患者有更少的患病危险性，主要原因之一就是可以降低血中低密度脂蛋白—胆固醇，升高高密度脂蛋白—胆固醇。如果用膳食达到了减低体重的目的，用体力活动和运动来巩固减肥的成果是非常有效的。但这并不意味着在开始控制食物时，不能同时加强体育活动。因此，减肥者参与体力劳动和体育运动应受到鼓励，而且应列入整个计划中。

体力活动作为肥胖病高血脂的治疗手段，是一项基本的措施。采取加强运动的方法已经受到广泛的注意，因为体重受摄入食物量与消耗能量这两种相互作用的影响，如果摄入量恒定，而体力活动量相当大，体重就会减轻。肥胖高血脂患者可根据自己的爱好和条件选择使用长跑、游泳、爬山及篮球、足球等运动项目，持之以恒，一定能够取得很好的效果。

温馨提示

运动过后不宜及时进食

运动过程中一个重要的问题，就是运动后的食物摄入量。有人认为，运动会抑制食欲，但事实并非如此。瘦人在运动后会增加摄入食物量，而且在轻度及中度活动后都会如此。肥胖症患者对于运动的反应与瘦人没有明显的差别，所以在以减重为目的的运动后，最好不要增加摄食量。

高血脂合并糖尿病患者的运动方法

体力活动减少及体重增加是发生非胰岛素依赖型糖尿病及高胆固醇血症的病因之一，因此，糖尿病患者进行体育运动疗法也是降低血糖的主要措施之一。

运动量应根据各个患者的体力、心脏情况、血压及并发症的程度而定。运动负荷量由轻量开始逐渐增加，运动时间由短时间逐渐延长。运动时间长的患者，应随身携带糖类（碳水化合物）食品，以防止低血糖。对于血糖控制很不稳定、合并增殖性视网膜病变、严重的神经病变或动脉硬化性心脏病等糖尿病患者，不宜进行负荷量较大的运动。1型糖尿病患者或重度2型糖尿病患者，因胰岛素严重不足，经体育运动，肝糖输出量显著增多，葡萄糖的利用减少，血糖升高，病情加重，故不适于体育疗法。还应注意：有严重心血管合并症者、在各种药物治疗过程中易发生低血糖者、合并急性感染者，空腹及饭前均不应使用运动疗法。

对于肥胖的患者，尤需进行适当的运动，以利减轻体重。长期有规律的运动可取得下列效果：

第一，体育运动疗法可增加肌肉组织胰岛素受体数量，提高对胰岛素的敏感性，促进肌肉组织摄取和利用葡萄糖，从而降低血糖和血脂。轻型糖尿病患者，不用药物就可控制血糖。使用胰岛素治疗的患者，同时进行适当的体育运动疗法可减少胰岛素用量，一般每天可节省胰岛素用量4～16单位。

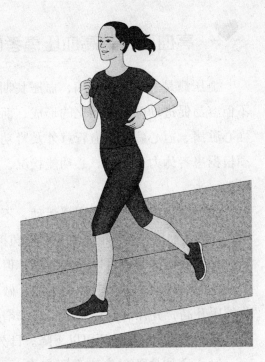

第二，在控制饮食的情况下，进行体育运动疗法能减轻体重，使体重维持在理想范围。

第三，运动可降低血循环中极低密度脂蛋白（VLDL）与低密度脂蛋白-胆固醇（LDL-C）、三酰甘油及胰岛素水平，因此有利于防止心血管并发症的发生。

第四，增强患者的工作能力，提高患者的生活信心。

温馨提示

散步降脂较安全

活动方式有多种，如慢跑、行走、散步、保健操、太极拳、气功、爬山等，每天可活动1～3次，活动时间和运动量大小可根据个人体力而定。对于大部分患者，散步是比较安全的。

高血脂合并高血压患者的运动方法

血压病是一种慢性疾病，血压长期持续增高，再加上血脂增高，不但容易促进动脉粥样硬化的形成，而且易并发高血压脑病、高血压性心脏病、冠心病、脑血管意外及肾功能不全等。因此，医护人员必须根据患者体力、病情、心功能状况，正确指导高血压患者的工作及活动。

高血压患者不宜进行剧烈活动，不宜从事过分劳累或容易激动的工作，以免血压突然升高，加重心脏负担或引起脑血管意外。

早期高血压患者可以参加工作，但不要过度疲劳，要进行一些力所能及的体育锻炼，如散步、慢跑、做工间操等，进行体育锻炼时，收缩压升高，并伴有心排血量和心率增加，但舒张压不升高，经过一个时期锻炼后，静息血压可以下降。日久，血脂也见好转。

对心率偏快的轻度高血压患者，可指导进行体操、骑自行车、划船、游泳等运动。这些运动可以刺激副交感神经、抑制交感神经活动，而收到治疗效果。

晚期高血压患者，血压持续增高，如合并其他疾病，应注意卧床休息，尽量减少活动。

 高血脂合并脂肪肝患者的运动方法

脂肪肝高血脂患者体内积存了大量的高热量脂肪，除了减少脂肪的摄入外，增加脂肪消耗的办法也可以有效地减少体内的脂肪堆积。运动是耗能较多的生命活动，其良性调节血脂的作用已经得到临床证实，所以加强运动对脂肪肝合并高血脂患者是极为有利的。

脂肪肝合并高血脂患者运动疗法的要点为：

第一，运动强度不求过大。

第二，运动量应逐渐增大，以稍感劳累为度。

第三，运动锻炼要坚持不懈，既治病又健身。

第四，运动项目可选择跑步、游泳、爬山、骑自行车等。

女性高血脂患者的运动方法

女性高血脂的运动疗法要考虑其生理特性。高血脂妇女参加体育锻炼有利于减肥、降脂，还可通过锻炼来加强全身体力和全身的耐久力，同时通过锻炼可加强盆腔肌肉、腹部肌肉的力量，对于保持内生殖器的正常位置和预防妇女疾病（如子宫脱垂、子宫位置不正常等）大有益处。

女性的运动减肥要从年龄和本人的兴趣爱好上加以选择。年轻的妇女可选择散步、游泳、武术、体操、呼啦圈等；中年的女性可考虑散步、打太极拳、练八段锦、骑自行车等，尤以散步减肥最为合适。

温馨提示

减肥的最佳时机DIY

一些科研人员对一些散步锻炼的人进行了一次监测研究，发现饭后45分钟左右，以每小时4~8千米的速度散步20分钟，热量消耗得快，最有利于减肥。如果能在饭后2~3小时再散步一次，时间约20分钟，效果更佳。此外，进入健身俱乐部，练习降脂、减肥、健美操也是一种极好的选择。

老年高血脂患者的运动方法

　　老年高血脂患者的运动与中青年人不同，肥胖的老年人多伴有冠心病、高血压、脂肪肝等，由于体形肥胖、行动笨拙，加之运动减肥心情急切，运动不当还会发生意外。

　　老年高血脂患者的运动，首先要经过医生检查确认后方可进行运动，倘若体质较好，可自我检查一下，如连续下蹲10～20次或原地跑15秒，未出现气促、胸部不适便可运动。

　　运动最好参加集体锻炼，或有人陪练，患者最好带急救药或健康记录卡，以便紧急情况时了解病情并及时用药。运动量要逐渐增加，速度不宜过猛。

　　要掌握循序渐进的原则，由慢到快，由易到难，由简到繁，逐渐增加时间。运动前要稍加活动，以全身性运动为主，避免某一肢体或器官运动过度，可选择散步、慢跑、打太极拳、练八段锦，局部按摩，进行日光浴、药浴等。

　　运动时呼吸要自然均匀，注意采用腹式呼吸；尽量避免屏气或过分用力，不要做倒立，不要身体突然前倾、后仰或急速旋转动作，以免摔倒或发生意外；不宜做快跑及长时间的运动。

　　时间要选择在清晨，运动后要适当休息，保持良好的睡眠，使之有一个良性循环。

温馨提示

适量的运动表现有哪些

　　具体表现为：运动时感到发热、出微汗，运动后轻松、舒畅，睡眠也好；心率每分钟超过100次时，要间断休息，每天锻炼30～40分钟即可。如出现头晕、胸闷、心悸、睡眠不好、明显疲劳时，则表明运动过量。

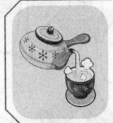

第二节

运动清单：细数降脂"家珍"

俗语说："要想身体好，运动是个宝。"这是因为运动不仅能治疗疾病，而且还能促进人体各脏器功能的恢复。运动不但会对全身有积极影响，而且会对局部器官产生强有力的作用，在临床医学及康复医学中占有重要地位。由此可见，运动对于高血脂的康复和预防有着积极的意义哟！那么，下面就来选择一种自己喜欢的运动方式进行锻炼吧。

 ### 散步，优雅的降脂运动

西方有句名言："腾不出时间运动的人，早晚会被迫腾出时间生病。"运动、阳光、空气与水是生命的四大基石。运动可以使身体的心肺、血液、消化、内分泌系统得到锻炼，对外界反应更加敏捷，同时全身肌肉、骨骼强壮，陶冶情操，让人有回归自然的感觉。

现代医学研究认为，一个人脚力的强弱与其健康状态有着密切关系。步行可以增强脚力。

步行就是不拘形式、闲散、从容地踱步，这是一种全身运动。闲散地缓步行走，四肢自然协调地动作，可使全身关节筋骨得到适度运动，锻炼肌肉，强健腿足。步行可通过增加腿足的血液，有节奏地舒缩双腿的肌肉，促进全身血液循环，改善心脏功能，调节内脏动能的平衡，促进新陈代谢。步行也可以消除大脑疲劳和精神紧张，使情绪轻松畅达，是一种简便易行的锻炼方法，也是中老年人喜欢的健身项目。另外，适当有效的步行可以明显降低血脂，预防动脉粥样硬化，防止冠心病发生。步行对于高血脂患者来说，不仅能强身健体，更可以治疗疾病。

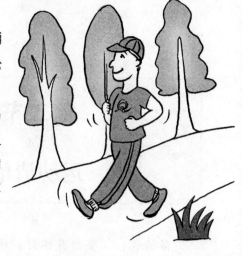

但步行要达到防治高血脂的目的，还要掌握科学要领，即做好坚持、有序、适度三点。

坚持：运动贵在坚持，步行最为简单而且方便，它不管何时何地都可以进行锻炼。将其融入生活与大自然，轻松、快乐地进行锻炼，比如提前两站下车、走路回家、多走楼梯、多参加郊游等等。

有序：开始时不要走得过快，逐渐增加时间，加快速度。例如最近几个月活动很少或有心脏病，开始的时候可以只比平时稍快，走10分钟，也可根据情况，一次走3分钟，多走几次。1周后，等到身体逐渐适应后，可以先延长运动的时间，直至每天锻炼半小时，并逐渐增加步行速度。

适度：步行的速度可有慢速、中速和快速之分。

① 慢速步行：即散步。每分钟70～90步或者更慢些（每小时3～4千米）。

② 中速步行：即普通步。每分钟90～120步（每小时4～4.5千米）。

③ 快速步行：即快步走。每分钟120～140步（每小时5～7千米）。

步行疗法的速度取决于自己的健康状况，可快可慢，或者不快不慢地中速行走，如身体条件允许，尽可能快速行走。每天步行30～60分钟，距离2000～3000米，每周应不少于5次。步行要在饭后休息半小时到1小时再进行。

我国民间有"饭后百步走，活到九十九"的养生之道。然而，近年来，国外医学研究表明，饭后静坐或卧床休息半小时再活动有益健康。其理由有两点：一是饭后食物集中于胃内，需要充分的消化液和血液来帮助消化，此时适当休息，全身血液就能较多地集中到胃里，使胃能很好地消化食物，反之，则影响消化；二是胃肠消化液在食物的条件反射下才能大量分泌，如果饭后立即活动，会使胃肠蠕动加快，将没有充分消化的食物过快推入小肠，既影响了消化液的分泌，又增加了小肠的负担，食物中的营养成分得不到充分消化和吸收。世界上平均寿命最长的日本人，就有饭后静坐或小睡的习惯。

步行的地点应选择在公园、林间小路、河旁等环境清静、空气新鲜的地段。清晨或傍晚都是健身走的黄金时段。目前，城市许多人在公路边上活动。这种环境不是理想的健身场所，一是人来人往，二是汽车尾气排出有害气体，加之噪声较大，所以不利于健康。因此，健身走要尽量避开公路。

温馨提示

散步的注意要领

刚开始健身走时，以慢速为宜，锻炼2周后可采取中速，4周后可采用快速。每次步行，最好匀速进行。步行疗法的基本要领，是走路时要昂首挺胸，眼视前方，双肩放松，直腰收腹。走路时要脚跟先着地，通过脚跟过渡到全脚掌，然后至脚尖蹬地，而后再迈动另一只脚向前。行走时要双臂前后摆动，身体稍前倾。步行疗法能减少心血管疾病和脑卒中（中风）等病症，有效提高心肺功能，增强肌肉和骨骼强度，降低血脂和胆固醇，消耗身体多余的热量以控制体重。此外，步行疗法还能提高人的智能，有益心理健康。

慢跑，举足间的降脂智慧

跑步运动是一项有氧运动，有短跑、长跑以及竞技跑、快速跑、慢跑等区别，对于高血脂与肥胖症患者来说，在没有其他并发症的情况下，以中距离慢跑尤为适宜。这种中距离慢跑是一种长时间、慢速度、远距离的运动方法，可增强心肺功能，促进机体大量吸收氧气，从有氧氧化过程中获得能量，吸入的氧量也基本能够满足运动的需要。

据报道，美国每4个人当中就有1人在坚持每天慢跑5000米。有学者对美国200名马拉松运动员进行血脂检查，发现跑得最多的人，血液中产生的高密度脂蛋白最多，高密度脂蛋白为清除血循环中胆固醇的重要成分。由此可见，坚持中距离慢跑运动能预防和治疗高血脂。

此项运动适用于轻度、中度高血脂患者，对高血脂伴轻、中度肥胖症者亦有较好的降脂减肥效果。

慢跑可采取以下几种方法：

慢速跑：快慢程度根据本人体质而定，老年人和体弱者一般比走步稍快一点。最大负荷强度不应使心率超过170减年龄，如60岁老人应控制在170-60＝110（次/分）以下，呼吸也以不喘大气为宜。跑步时，步伐要轻快，全身肌肉放松，双臂自然摆动。运动量以每天20～30分钟为宜。

快慢交替跑：跑步时是快一阵慢一阵，而把慢跑本身作为两次快跑之间的恢复阶段。在平时进行变速跑锻炼时，快跑段落的距离及其数目应加规定，并且必须以同样速度跑完所有的快跑段落。比如在使劲快跑400米之后，以慢跑一定距离或时间作为休息，然后再快跑400米，接着又慢慢跑，如此快慢交替，周而复始。

原地跑：是一种不受场地、气候、设备等条件限制的跑步锻炼方法。初学者以慢跑姿势进行较好。开始可只跑50～100米复步，锻炼4～6个月之后，结合自己身体情况和锻炼效果，每次可跑500～800米复步。在原地跑时可以用加大动作难度的方法控制运动量，如采用高

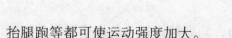

抬腿跑等都可使运动强度加大。

反复跑：是以一定的距离作为段落，进行反复多次的跑步，段落可长可短，短者100～400米，长者1000～2000米，视个人情况而定。初练反复跑者可采用较短距离的段落，跑的次数也不要太多，一般以10次×100米或5次×200米为宜，在两个跑段之间可以慢走几分钟作为休整。

定时跑：一种是不限速度和距离，只要求跑一定时间；另一种有距离和时间限制，如在6分钟之内跑完800米，以后随运动水平提高可缩短时间，从而加快跑的速度。这种跑步方法，对提高年老体弱者的耐力、体力大有益处。

游泳，休闲族的降脂乐趣

游泳运动在世界各地都很普及，是大众健身项目中最常见的一种。游泳是一项全身运动，几乎所有的肌肉群和内脏器官都要积极参加活动，因此能增加各器官和系统的功能，使身体得到全面锻炼。游泳要求人体各运动器官同时协调地配合，使人体从皮肤到内脏，从上肢到下肢都得到均衡的发展，游泳是在水的压力下进行的不随意呼吸，游泳时人体内二氧化碳相对增加，刺激了呼吸加强，这样不仅锻炼了呼吸肌，也提高了肺通气量，游泳能提高心脏的泵血功能和氧的运输能力，能使人的舒张压下降，这是由于游泳运动使自主神经系统的血管反射调节能力提高，从而降低了人体外周血管阻力的结果；游泳能提高有氧代谢能力；游泳是一系列的复杂动作，是在大脑的支配下完成的，游泳锻炼可提高大脑的功能，促进大脑对外界环境的反应能力和智力发育；游泳是提高人体抗御疾病能力、提高免疫功能最有效的手段之一，可提高人体对外界环境的适应能力。

许多医学家、运动学家经过多年的跟踪调查和研究后发现，在各种减肥方法中，最安全、最有效的手段是运动；而在各种运动中，最理想的减肥运动是游泳。专家指出，同肥胖进行斗争最重要的是增大人体的能量消耗。由于水的导热性是空气的5倍，游泳时水的阻力又比空气大得多，所以游泳时所消耗的热量，远远超过众多的陆上运动项目。特别是长时间的慢速游，可以消耗来自脂肪的能量，从而加快减肥的速度。据有关人士研究发现，游泳是减肥较快的、较安全的、较合理的方式。

温馨提示

游泳时需注意哪些事情

第一，对于中老年高血脂患者以及兼有肥胖症者来说，每次游泳时间不宜超过1小时。

第二，游泳前要做好准备活动，入水前要先用冷水擦身，不要到水况复杂及河崖陡峭处游泳。

第三，高血脂患者并发心肺疾病、高血压、精神病以及皮肤病等，以及酒后、妇女经期均不适宜游泳锻炼。

第四，饭后和饥饿时不宜游泳。饭后下水，由于在水中胸式呼吸的结果，使胸腔扩大，横膈肌紧张，腹肌收缩，腹腔便因此而缩小。胃肠受到腹壁的挤压和水的挤压，很容易使胃中食物反射性上溢。轻者，会在游泳中打嗝，重者会出现呕吐、胃痉挛、腹痛等。因此，宜饭后1小时再游泳。饥饿时也不能游泳，因为空腹游泳容易导致低血糖。

第五，游泳后应做放松活动。游泳后马上擦干身上的水，以免受凉，并做放松活动或四肢运动，有助于消除疲劳。

跳绳，益五脏的妙法

跳绳运动是一项快速跳跃性运动，其运动强度比较大，消耗体能较多，因此，对高血脂患者以及伴有肥胖症者具有较好的降血脂和减肥作用。

跳绳动作多种多样，基本原则是双脚必须同时离地。但近年来发展为跳绳与舞蹈、武术、体操相结合，即持绳可以左右甩打，也可以为绳操、绳舞、绳技。不仅加大了跳绳的难度和强度，也提高了趣味性，是一种很有前途的降脂减肥运动，尤其适合青少年肥胖症合并高血脂患者。

对于中老年高血脂及其并发肥胖症患者来说，采用缓慢的左右脚轮跳的跳绳运动可以代替健身慢跑。而跳绳不受时间、气候和场地条件的限制，是一种极受欢迎的降脂减肥、强身健美的运动。

1. 锻炼要点

（1）先掌握一般的跳绳法，即双手握绳的两端，向前甩绳，双脚同时跳起，让绳从脚下经过，可双脚跳，也可左右脚轮换单跳，每次连跳20次。

（2）每次连跳后可休息1分钟，再继续下一次连跳。

（3）制订适合自己的运动计划，并循序渐进。

（4）每时间段运动可控制在30~60分钟之间，使心率保持在100~200次/分。

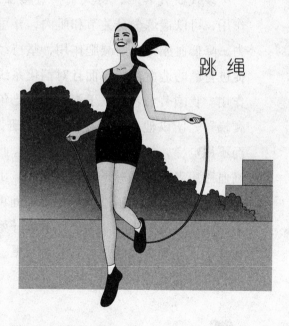

跳绳

2. 注意事项

（1）选取跳绳的长度，以脚踩绳的中间，其绳两端与肩平齐为宜。

（2）甩绳跳过时，要求绳不能触身，并做到甩绳有弧度，跳绳有弹性。

（3）锻炼时，以空气新鲜、地面平整的场所为宜。避开雾天，倘遇阴雨、冰雪时期，亦可选择合适的室内场所。

（4）跳绳的速度可视个人的体力情况而定，自行调节。

（5）严重高血脂伴心肺功能不全者，不宜练习跳绳运动。

攀登，降脂勇者胜

登楼梯是一种向上攀登的步行，它要比一般步行所做的功和运动强度大得多。

现代研究表明，每天坚持登楼梯对全身各系统都有显著的锻炼作用，可以锻炼全身关节和肌肉，并可提高心肺功能，能提高代谢能力，降低血脂并起到减肥作用，坚持经常一定量的登楼梯锻炼，还能促进骨髓的造血功能。而且对消化系统、内分泌系统也有明显的增强作用。我国著名老中医于祖望教授已年逾九十，就主张"多站多走多爬梯"，所以他直到现在仍坚持上班，上至8楼以上仍坚持健步登梯而不用电梯，精神爽朗，身体健康。此项运动适合于中青年以及老年高血脂患者锻炼，对于老年人来说，由于登梯运动量比步行大，所以每次登梯时间不宜超过10分钟，中间可适当休息片刻；而且，要注意不引起过度疲劳为限。年老体弱者开始可依靠扶手练习，以后逐步放掉扶手，尤须重视的是，若兼有眩晕、平衡功能不良症状者不适合登梯，否则会发生跌倒等意外。

太极拳，空空降脂大法

太极拳是一项很好的运动。邓小平同志曾亲笔题词：太极拳好。在科学地研究太极拳后，发现太极拳对中老年人特别好。练过太极拳的人不容易摔跤，绊一下不容易摔坏。太极拳能够使人神经系统、骨骼肌肉年轻化，显得很灵敏，能年轻3～10岁。我国的研究证明，练太极拳的人患骨质疏松症的也少，这是因为太极拳动作柔和，能使血管松弛，促进血压下降。

太极拳动作连贯，柔和缠绕，劲力完整。太极拳要求手、脚、头、眼神配合一气，保持上下相随，节节贯穿，连续圆活，轻柔自然地做好每一个动作。在每一个动作的转换过程中不能有停顿和断续的感觉。似停而非停，在似停的一瞬间，动作表现得极缓，但仍要求保持所有的动作能绵绵不断地进行。

整个一套太极拳的劲力配合也较讲究，自始至终劲力均匀。动作的速度须保持大致相等，不能妄动拙力。要快均快，要慢均慢。初学者速度开始要慢，反复练熟后，始能逐渐加快，做到快慢轻重得心应手，动作才能表现出柔和、自如、优美。呼吸配合，意念集中，以意导动，意动行随。随着动作变化，一呼一吸自然而又有意识地配合，进行锻炼。

经常打太极拳，能使关节运动灵活，改善关节韧带弹性，增强肌肉力量；可以使心脏冠状动脉供血充足，心肌收缩有力，血液循环加速；能够调节中枢神经的兴奋性，改善、调节内脏器官的协调活动，改善供血、供氧；能够调节血压和血脂，常打太极拳的人发生高血压及动脉硬化的较少。

温馨提示

太极拳的作用

太极拳动作复杂，前后连贯，绵绵不断，故能协调平衡。太极拳的强身健体作用已被人们认识到，它对防治中老年人高血脂、高血压、动脉硬化、神经官能症都是有益的。

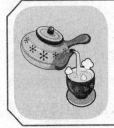

第三节

运动专题：五禽戏

　　血脂高说到底还是气血不通畅。而五禽戏其实就是以模仿虎、鹿、猿、熊、鹤5种动物的形态和神态，来达到舒展筋骨、畅通经脉的一种健身方法。气血阻塞，不同部位不同调整，而五禽戏各自功效不同：虎戏可养肝，鹿戏可养肾，熊戏可养脾，猿戏可养心，鹤戏可养肺。要想详细地了解它们的招式，就仔细研读下面的内容吧。

 ## 虎戏：改善血液循环，加强柔韧性

【动作】虎举，改善上肢血液循环。

【功效】增强握力，改善上肢血液循环，辅助调治血脂。

动作1：双腿并拢、直立，双手自然下垂于体侧，胸腹放松，头顶正直，微收下颌，舌抵上腭，目视正前方。然后重心稍向右移，左脚向左侧横跨一步，距离稍宽于肩，两膝微屈，意守丹田。

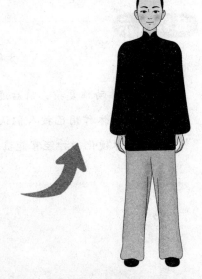

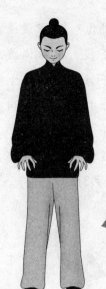

动作2：双手掌心向下，十指展开弯曲成虎爪状，头自然下垂，目视双手。

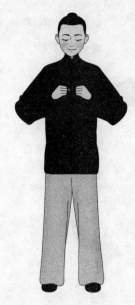

动作3：双臂外旋，小指先弯曲，其他四指依次弯曲握拳，双拳沿体前缓缓向上提。

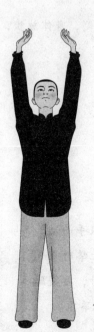
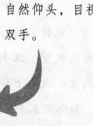

动作4：双拳上提至肩前时，十指打开，掌心向上，上举至头上方，手指再变曲成虎爪状，同时自然仰头，目视双手。

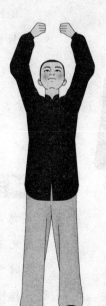

动作5：双手外旋握拳，两拳心相对，目视双拳。

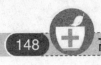

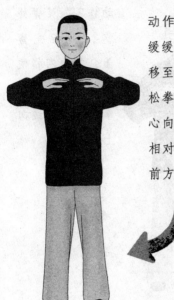

动作6：双拳缓缓往下移，移至肩前时，松拳变掌，掌心向下，指尖相对，目视正前方。

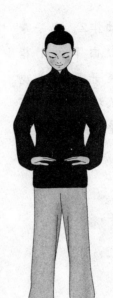

动作7：双掌缓缓下按，顺着体前下移至腹前，十指打开，掌心向下，目视双掌。重复动作1至动作7共3遍。

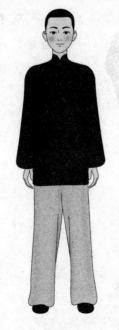

动作8：双手自然垂于体两侧，身体放松，目视正前方。

温馨提示

练习过程中，眼睛应随着双手而动，不可目光不定、四处观望。双手上举时吸气，下落时呼气。而且，双手上举时，要提胸收腹，拉伸躯体，如向头正上方托举重物。

【动作】虎扑，加强柔韧性防扭伤。

【功效】促进血液循环，增加血管和脊柱各关节的柔韧性和伸展性，增强腰部肌肉力量，对高血脂、腰肌劳损、习惯性腰扭伤具有显著的治疗和预防作用。

动作1：接虎举动作8。目视远方，双手握空拳，沿身体两侧缓缓向上提，直提至胸前上方，目视正前方。

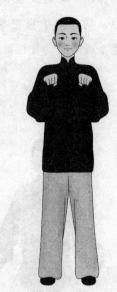

动作2：双手掌心向下，十指弯曲成虎爪状，然后向上、向前划弧，同时上半身向前俯，挺胸塌腰，头略抬，目视正前方。

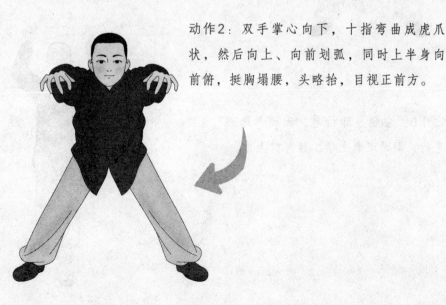

动作3：双腿缓缓伸直、凸髋、挺腹、后仰，同时双手握空拳，顺着体侧由下向上提至肩两侧，目视前上方。

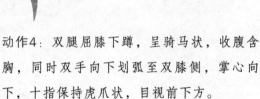

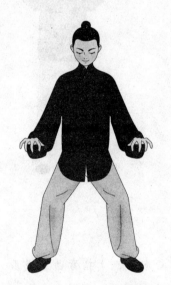

动作4：双腿屈膝下蹲，呈骑马状，收腹含胸，同时双手向下划弧至双膝侧，掌心向下，十指保持虎爪状，目视前下方。

动作5：左腿屈膝抬起，大腿与地面平行，同时双拳上举，目视前上方。

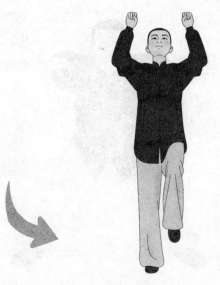

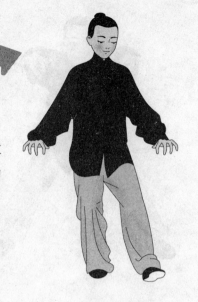

动作6：左脚缓缓落下时往前迈出一步，用脚跟着地，右腿随之微微屈膝下蹲，成左虚步，同时上体前倾，双拳变虎爪状向前、向下扑至膝前两侧，掌心向下，目视前下方。

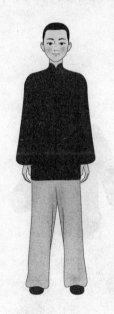

动作7：稍停一会儿，上半身缓缓抬起，左脚收回，两腿伸直，自然站立，双手随之自然下落垂于身体两侧，目视正前方。

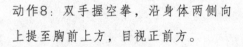

动作8：双手握空拳，沿身体两侧向上提至胸前上方，目视正前方。

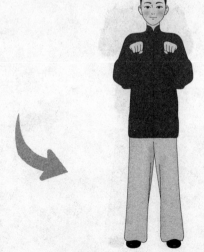

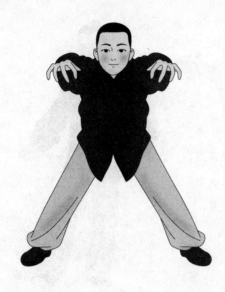

动作9：双手掌心向下，十指弯曲成虎爪状，然后向上、向前划弧，同时上半身向前俯，挺胸塌腰，头略抬，目视正前方。

动作10：双腿屈膝下蹲，呈骑马状，收腹含胸，同时双手向下划弧至双膝侧，掌心向下，十指保持虎爪状，目视前下方。

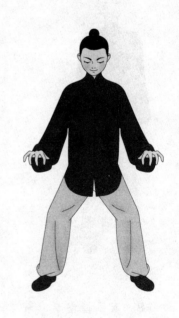

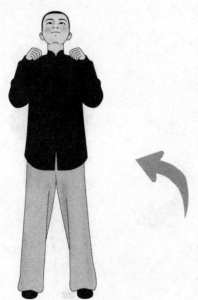

动作11：双腿缓缓伸直、凸髋、挺腹、后仰，同时双手握空拳，顺着体侧由下向上提至肩两侧，目视前上方。

动作12：右腿屈膝抬起，大腿与地面平行，同时双拳上举，目视前上方。

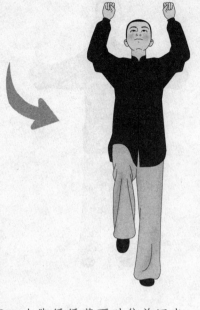

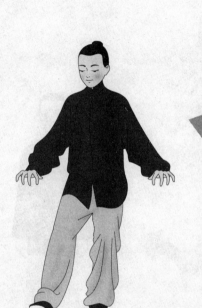

动作13：右脚缓缓落下时往前迈出一步，用脚跟着地，左腿随之微微屈膝下蹲，成右虚步，同时上体前倾，双拳变虎爪状向前、向下扑至膝前两侧，掌心向下，目视前下方。

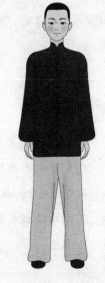

动作14：稍停一会儿，上半身缓缓抬起，左脚收回，两腿伸直，自然站立，双手随之自然下落垂于身体两侧，目视正前方。重复动作1至动作14一遍。

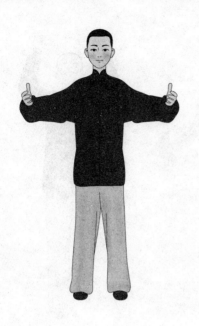

动作15：双手分别向身体前侧方举起，约与胸同高，掌心斜向上，目视正前方。

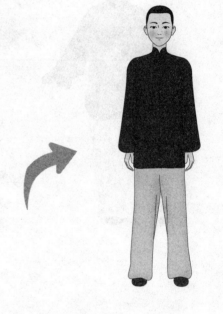

动作16：双臂屈肘，双掌内含、下按，缓缓下垂于体侧，目视正前方。

温馨提示

　　练习时要配合呼吸法，当两手顺体前上提时吸气，前伸引腰时呼气；两手收回再顺体前上提时吸气，虚步下扑时快速深呼气，然后再由丹田发出，以气催力，力达指尖，从而表现出虎的威猛。对于中老年及体质较弱或患有疾病的习练者来说，动作幅度可根据自身情况进行调整。

鹿戏：消除脂肪堆积、振奋阳气

【动作】鹿抵，防治腰部脂肪堆积。

【功效】强腰补肾、强筋健骨，防止腰部脂肪堆积，对腰椎小关节紊乱、高血脂等症有一定的辅助治疗作用。

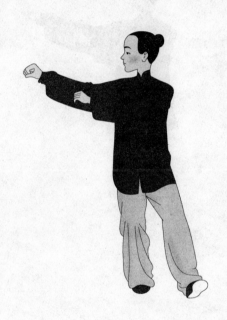

动作1：接虎举动作16。双腿微微弯曲，身体重心移向右腿，左脚经右脚内侧向左前方迈步，脚跟着地，同时身体右转，双手握空拳，双臂向右侧摆起，约与肩平，拳心向下，目随右拳移动。

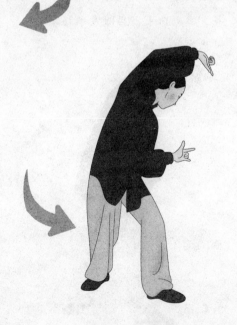

动作2：身体重心稍向前移，左腿屈膝，左脚尖同时外撇、站稳，右腿随之蹬直，同时身体左转，双手变成鹿角形状，分别向上、向左、向右划弧，指尖朝后，掌心向外；左臂屈肘、外展平伸，肘抵靠左腰侧，右臂举到头前方。两眼目视右脚跟。

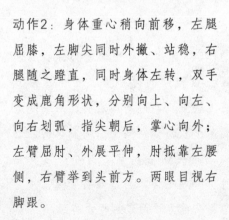

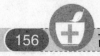

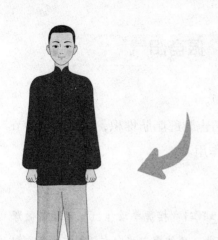

动作3：稍停，身体缓缓向右转，左脚收回，开步站立，同时双手向上、向右、向下划弧，双手握空拳自然垂于身体两侧，目视正前方。

动作4：双腿微微弯曲，身体重心移向左腿，右脚经左脚内侧向右前方迈步，脚跟着地，同时身体左转，双手握空拳，双臂向左侧摆起，约与肩平，拳心向下，目随左拳移动。

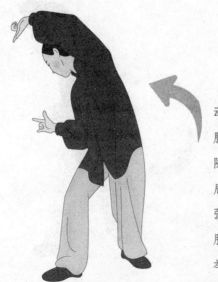

动作5：身体重心稍向前移，右腿屈膝，右脚尖同时外撇、站稳，左腿随之蹬直，同时身体右转，双手变成鹿角形状，分别向上、向右、向左划弧，指尖朝后，掌心向外；右臂屈肘、外展平伸，肘抵靠右腰侧，左臂举到头前方。两眼目视左脚跟。

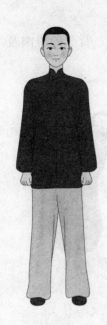

动作6：稍停，身体缓缓向左转，右脚收回，开步站立，同时双手向上、向左、向下划弧，双手握空拳自然垂于身体两侧，目视正前方。重复动作1至动作6三遍。

动作7：双手自然下垂于身体两侧，目视正前方。

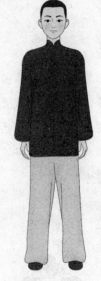

温馨提示

　　练习时应配合呼吸法，双手向上划弧摆动时吸气，双手向后伸抵时呼气。整个动作过程要缓慢柔和，忌动作过猛、过快、幅度过大。

【动作】鹿奔：疏通经络，振奋阳气。

【功效】疏通经络，振奋全身阳气，在活动颈、肩、背部的肌肉及关节基础上，辅助降血脂。还可起到矫正脊柱的作用。

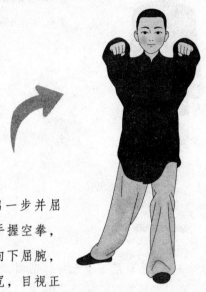

动作1：接鹿抵动作7。左脚向前跨出一步并屈膝，右腿随之蹬直成左弓步，同时双手握空拳，向上、向前划弧至体前，拳心向下，向下屈腕，抬高至约与肩平，双臂距离约与肩同宽，目视正前方。

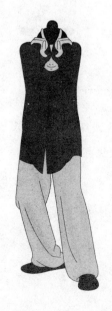

动作2：身体重心向后移，左膝挺直，同时右腿屈膝，收腹，低头，弓背，同时双臂内旋，双拳拳背相对且向前伸，十指变为鹿角状。

动作3：身体重心向前移，上半身挺起，右
腿挺直，左腿随之屈膝，成左弓步，松肩沉
肘，双臂外旋，手由鹿角状变为空拳，拳心
向下，稍高于肩，目视正前方。

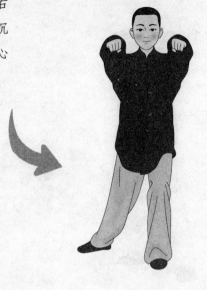

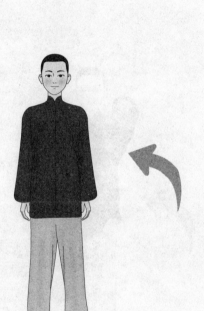

动作4：左脚收回，右脚跟提起，脚掌
着地，双拳变掌回落于体侧，目视正
前方。

动作5：右脚向前迈出一步并屈膝，左腿
随之蹬直成右弓步，同时双手握空拳，
向上、向前划弧至体前，向下屈腕并抬
高至与肩平，拳心向下，且双臂距离与
肩同宽，目视正前方。

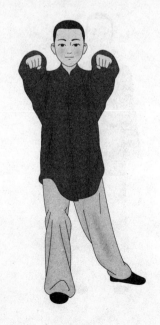

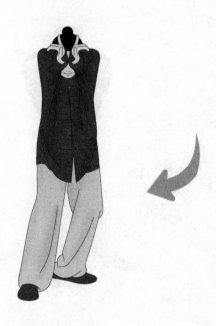

动作6：身体重心向后移，右腿挺直，全脚着地，同时左腿屈膝，低头，收腹，弓背，双臂随之内旋，双拳拳背相对且向前伸，十指变为鹿角状。

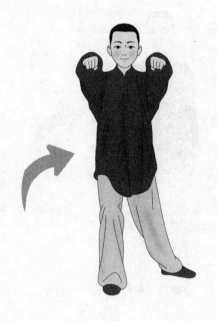

动作7：身体重心前移，上半身挺起，左腿伸直，右腿随之屈膝，成右弓步，松肩沉肘，双臂外旋，手由鹿角状变为空拳，拳心向下，约高于肩，目视正前方。

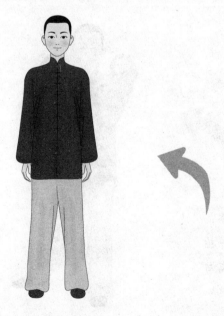

动作8：右脚收回，双脚成开立步，双拳随之变掌，回落于体侧，目视正前方。重复动作1至动作8一遍。

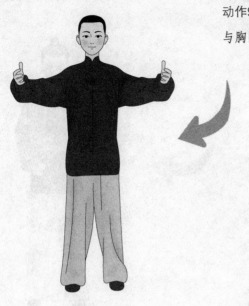

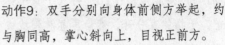

动作9：双手分别向身体前侧方举起，约与胸同高，掌心斜向上，目视正前方。

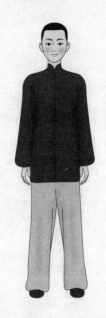

动作10：双臂屈肘，双掌内含、下按，缓缓下垂于体侧，目视正前方。

温馨提示

　　练习时应配合呼吸法，通常身体重心后移时吸气，身体重心前移时呼气。提腿前跨时，动作要有弧度，落脚时要轻盈而灵活。

 ## 猿戏：增强呼吸，调节忧郁

【动作】猿提，提升人体平衡机制。

【功效】增强神经及肌肉的反应能力和灵敏性，降脂，增强腿部力量，提高人体的平衡能力。

动作1：接鹿奔动作10。将双手置于体前，十指伸直分开，然后再屈腕捏拢成猿钩状。

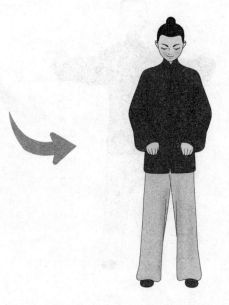

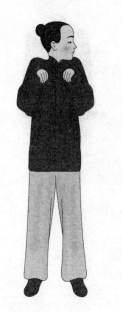

动作2：将"猿钩"上提至胸前，同时两肩耸起，收腹提肛，同时两脚跟提起，头向左转动，目随头移，注视身体左侧。

动作3：头转正，双肩随之下沉，脚跟落地，同时松腹落肛，"猿钩"松开，掌心向下，目视正前方。

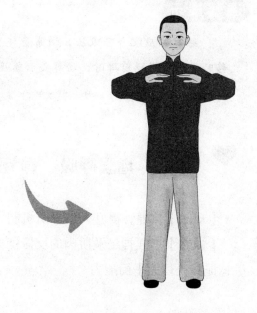

动作4：双掌沿体前下按落于身体
两侧，目视正前方。

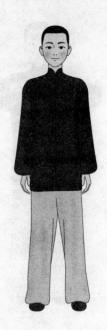

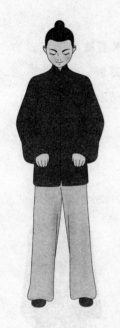

动作5：将双手置于体前，十指
伸直分开，然后再屈腕捏拢成猿
钩状。

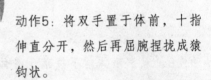

动作6：将"猿钩"上提至胸前，同
时两肩耸起，收腹提肛，同时两脚跟
提起，头向右转动，目随头移，注视
身体右侧。

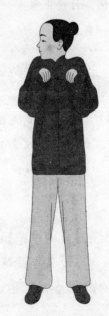

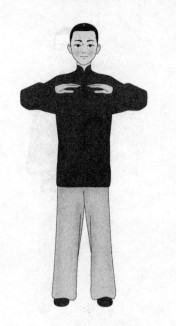

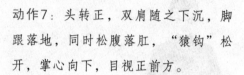

动作7：头转正，双肩随之下沉，脚跟落地，同时松腹落肛，"猿钩"松开，掌心向下，目视正前方。

动作8：双掌沿体前下按落于身体两侧，目视正前方。重复动作1至动作8一遍。

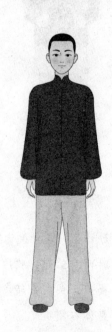

温馨提示

练习时应配合呼吸法，双掌上提时吸气，双掌下按时呼气。手指捏拢变"猿钩"时，速度要快。

【动作】猿摘，缓解紧张，促血液循环。

【功效】锻炼颈部，促进脑部血液循环，减轻神经系统的紧张度，有疏经通络之功效。对精神忧郁、压力太大有很好的调节作用。

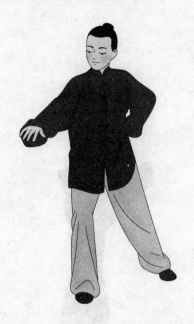

动作1：接猿提动作8。左脚向左后方退一步，脚尖着地，右腿屈膝，重心随之落于右腿，同时左臂屈肘，左掌变"猿钩"收至左腰部位，右掌向右前方摆起，掌心向下，目视右掌。

动作2：身体重心向后移，左脚踏稳，然后屈膝下蹲，右脚收于左脚内侧，脚尖点地，成右丁步，同时，右掌向下经腹前向左上方划弧至头左侧，掌心对着太阳穴；眼睛先随右掌移动，再转头注视右前上方。

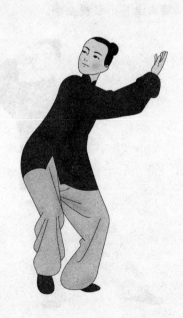

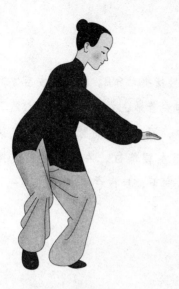

动作3：右掌内旋，掌心向下，沿体侧下按至左髋侧，同时身体重心稍向下，目视右掌。

动作4：右脚向右前方迈出一大步，左腿蹬伸，重心向前移，右腿伸直，左脚脚尖点地，同时右掌经体前向右上方划弧至头右上侧变成猿钩状，稍微高于肩，左掌向前、向上伸举，屈腕捏钩，成采摘状。头略向上仰，目视左手。

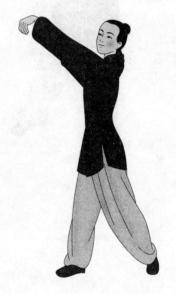

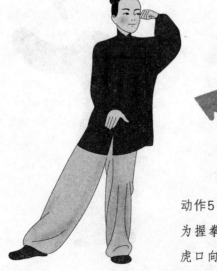

动作5：身体重心向后移，左手由猿钩状变为握拳状，右手变掌，自然回落于体侧，虎口向前。

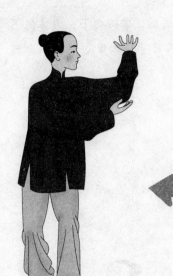

动作6：左腿屈膝下蹲，右脚收至左脚内侧，脚尖点地，成右丁步，同时左臂屈肘，收至左耳旁，五指分开，掌心向上，成托桃状，右掌经体前向左划弧至左肘下捧托，目视左掌。

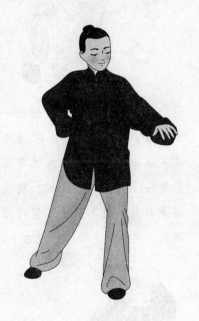

动作7：右脚向右后方退一步，脚尖点地，左腿屈膝，重心随之落于左腿，同时右臂屈肘，右掌变猿钩状收至右腰侧面，左掌向左前方摆起，掌心向下。

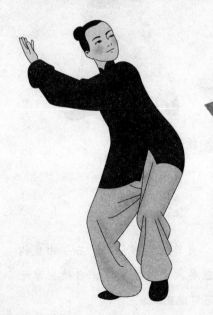

动作8：身体重心向后移，右脚踏稳，然后屈膝下蹲，左脚收于右脚内侧，脚尖点地，成左丁步，同时，左掌向下经腹前向左上方划弧至头右侧，掌心对着太阳穴；眼睛先随左掌移动，再转头注视左前上方。

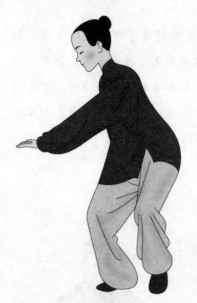

动作9：左掌内旋，掌心向下，沿体侧下按至右髋侧，同时身体重心稍向下，目视左掌。

动作10：左脚向左前方跨出一大步，右腿蹬伸，重心向前移，左腿伸直，右脚脚尖点地，同时左掌经体前向左上方划弧至左上侧变成猿钩状，稍微高于肩，右掌向前、向上伸举，屈腕捏钩，成采摘状。头略向上仰，目视右手。

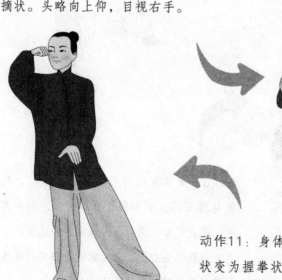

动作11：身体重心向后移，右手由猿钩状变为握拳状，左手变掌，自然回落于体侧，虎口向前。

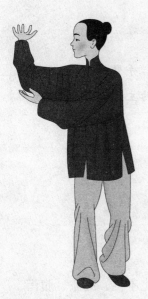

动作12：右腿屈膝下蹲，左脚收至右脚内侧，脚尖点地，成左丁步，同时右臂屈肘，收至右耳旁，五指分开，掌心向上，成托桃状，左掌经体前向右划弧至右肘下捧托，目视右掌。

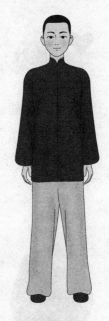

动作13：左脚向右迈一步，双腿直立，双手随之自然垂于体侧，目视正前方。

动作14：双手向身体侧前方举起，与胸同高，掌心向上，目视正前方。

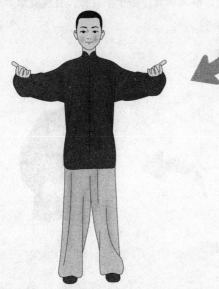

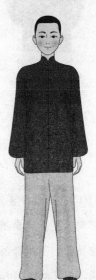

动作15：两掌内合下按，自然垂于身体两侧，目视正前方。

温馨提示

　　练习过程中，忌四肢配合不协调，下蹲时，手臂屈伸，上臂靠近身体；蹬伸时，手臂充分展开。动作以神似为主，重在体会其意境，但不可太夸张。

熊戏：调理脾胃促消化

【动作】熊运，防治腰肌劳损。

【功效】增强脾胃运化功能，对高血脂、消化不良、腹胀、腹泻、便秘等也有很好的治疗作用。此外，还可以活动腰部关节，防治腰肌劳损。

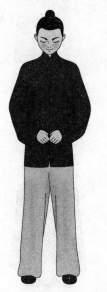

动作1：接猿摘动作15。双手握空成熊掌状，拳眼相对，垂于下腹部，目视双拳。

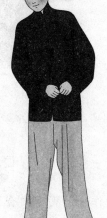

动作2：以腰、腹为轴心，上半身按顺时针方向摇晃，双拳随之经右肋部、上腹部、左肋部、下腹部画圆；目随身体摇晃而环视。重复动作1和动作2一遍。

动作3：双手握空拳成熊掌状，拳眼相对，垂于
下腹部，目视双拳。

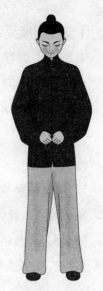

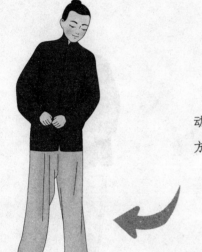

动作4：以腰、腹为轴心，上半身再按逆时针
方向摇晃，方法同动作2，再重复练习一遍。

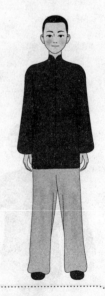

动作5：上半身缓缓立起，双拳自然变掌自然下垂
于身体两侧，目视正前方。

温馨提示

　　熊运的核心在于丹田，以肚脐为中心圆，以内动向外延伸，带
动身体做立圆摇转，两手轻抚于腹前，随之慢慢进行运转。练习时
配合呼吸法，身体上提时吸气，前俯时呼气。

【动作】熊晃，调脾益肝、降脂除痛。

【功效】调理脾胃及肝脏，增强髋关节的肌肉力量，提高平衡能力，对于下肢无力、髋关节损伤、膝痛等有很好的治疗功效。

动作1：接熊运动作5。身体重心向右移，左腿随之上提，屈膝牵动左脚离地，左腿屈膝并抬起，双手握空拳，再变成熊掌状，目视左前方。

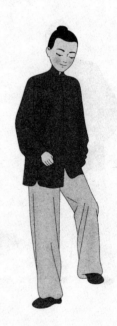

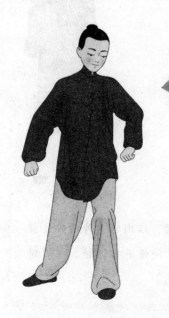

动作2：身体重心向前移，左脚向左前方迈一步，脚尖朝前，全脚踏实，右腿随之蹬直，身体向右转，左臂内旋、前靠，左拳摆至左膝前上方，拳心朝左，右拳摆至体后，拳心朝后，头稍抬，目视左前方。

动作3：身体向左转，重心后坐，左腿伸
直，右腿屈膝，拧腰晃肩，带动双臂前
后划弧形摆动，右拳摆至左膝前上方，
拳心向后，左拳摆至体后，拳心向后，
目视左前方。

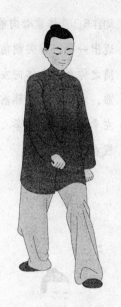

动作4：身体向右转，重心前移，右腿蹬
直，左腿屈膝，左臂内旋、前靠，左拳
摆至左膝前上方，拳心向左，右拳摆至
体后，拳心向右，目视左前方。

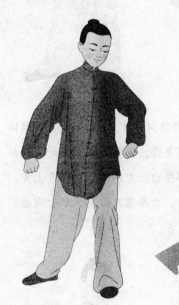

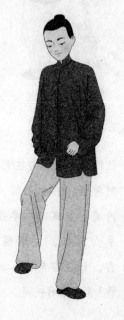

动作5：身体重心向左移，右脚离地抬
起，同时右腿屈膝，双手握空拳，再变
成熊掌状，目视右前方。

动作6：身体重心向前移，右脚向右前方迈出一步，脚尖朝前，全脚踏实，左腿随之伸直，身体向左转，右臂内旋、前靠，右拳摆至右膝前上方，拳心朝右，左拳摆至体后，拳心朝后，头稍抬，目视右前方。

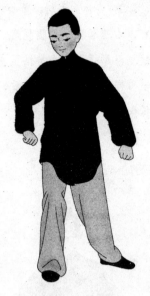

动作7：身体向右转，重心后坐，右腿伸直，左腿屈膝，拧腰晃肩，带动双臂前后划弧形摆动，左拳摆至右膝前上方，拳心向后，右拳摆至体后，拳心向后，目视右前方。

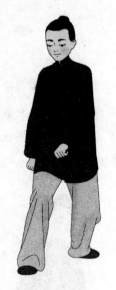

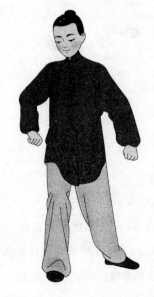

动作8：身体向左转，身体重心随之向前移，右腿屈膝，左腿蹬直，右臂内旋、前靠，右拳摆至右膝前上方，拳心向右，左拳摆至体后，拳心向右，目视右前方。练习完后，重复动作1至动作8一遍。

动作9：左脚上前一步，双脚站成开
立步，同时，双手自然下垂放于身体
两侧。

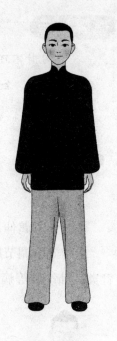

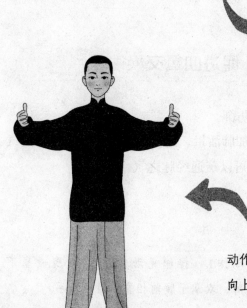

动作10：双手向身体侧前方抬起，掌心
向上，约与肩同高，目视正前方。

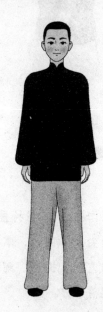

动作11：双臂屈肘，双掌内合、下按，
自然下垂于身体两侧，目视正前方。

温馨提示

　　练习时不可过于疲劳，以出汗为标准，适可而止。操练中要做到神情专注，全身放松，意守丹田，行腹式呼吸。

鹤戏：益气养肺，促进血氧交换

【动作】鹤伸，强化呼吸道防御。

【功效】调节肺部功能，增加肺活量，进而改善高血脂、慢性支气管炎、肺气肿等病症。此外，还可以疏通经脉之气。

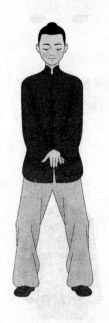

动作1：接熊晃动作11。双腿微屈下蹲，双掌于腹前相叠，目视双手。

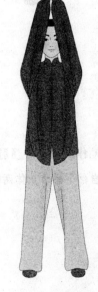

动作2：双掌保持重叠向上举至头上方，指尖水平向前，掌心向下，身体随之稍向前倾，提肩、缩颈、挺腹、塌腰，目视前下方。

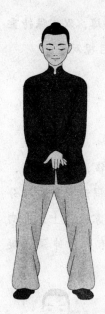

动作3：双腿微弯曲并下蹲，双掌保持重叠并水平下按至腹前，目视双手。

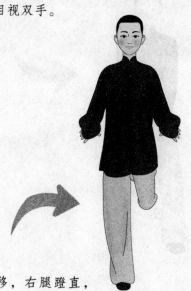

动作4：身体重心向右移，右腿蹬直，左腿伸直并向后抬起，同时双掌左右分开，手掌变为鹤翅状，掌心向上，并向体侧后方自然摆起，抬头、伸颈、挺胸、塌腰，目视正前方。

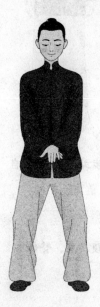

动作5：双腿微屈下蹲，同时双掌与腹前相叠，目视双手。

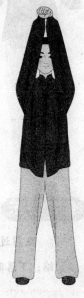

动作6：双掌保持重叠向上举至头上方，指尖水平向前，掌心向下，身体随之稍向前倾，提肩、缩颈、挺腹、塌腰，目视前下方。

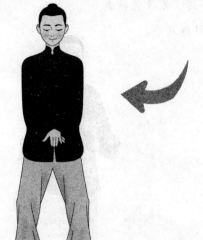

动作7：双腿微弯曲并下蹲，双掌保持重叠并水平下按至腹前，目视双手。

动作8：身体重心向左移，左腿蹬直，右腿伸直并向后抬起，同时双掌左右分开，手掌变为鹤翅状，掌心向上，并向体侧后方自然摆起，抬头、伸颈、挺胸、塌腰，目视正前方。

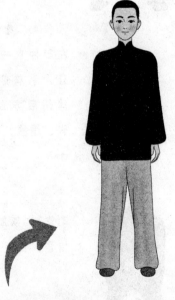

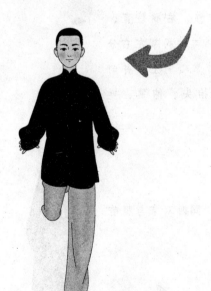

动作9：右脚落地，成开步站立，双手自然垂于身体两侧，目视正前方。

温馨提示

练习过程中，注意动作的松紧变化，通常手上举时，颈、肩、臀部紧缩；下落时，双腿微屈，颈、肩、臀部松沉。

【动作】鹤飞，促进血氧交换能力。

【功效】按摩心肺，增强心肺功能，促进血氧交换能力，对高血脂有防治作用。此外，还可以增强人体平衡能力。

动作1：接鹤伸动作9。两腿微屈，双掌成鹤翅状合于腹前方，掌心向上，指尖相对，目视前下方。

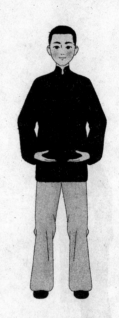

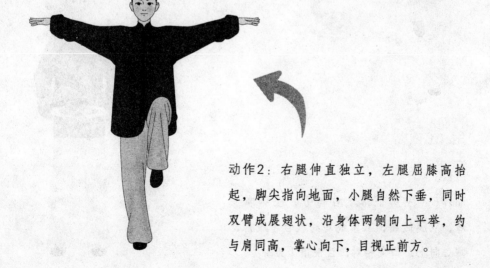

动作2：右腿伸直独立，左腿屈膝高抬起，脚尖指向地面，小腿自然下垂，同时双臂成展翅状，沿身体两侧向上平举，约与肩同高，掌心向下，目视正前方。

动作3：左脚下落于右脚旁，脚尖点地，双腿微屈，同时双掌成鹤翅状合于腹前，掌心向上，指尖相对，目视正前方。

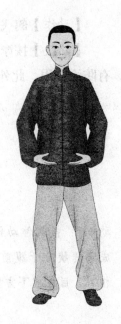

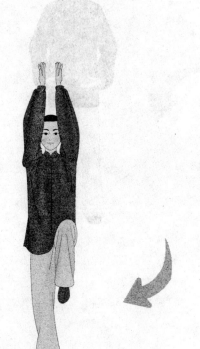

动作4：右腿伸直独立，左腿屈膝上提，脚尖指向地面，小腿自然下垂，同时双掌经体前向上举至头顶上方，双臂尽量伸直，指尖向上，掌背相对，目视正前方。

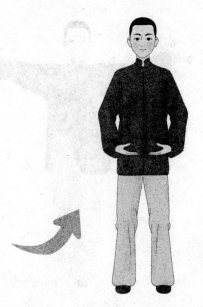

动作5：左脚下落于右脚旁，全脚掌着地，双腿微屈，双掌成鸟翅状合于腹前，掌心向上，指尖相对，目视前下方。

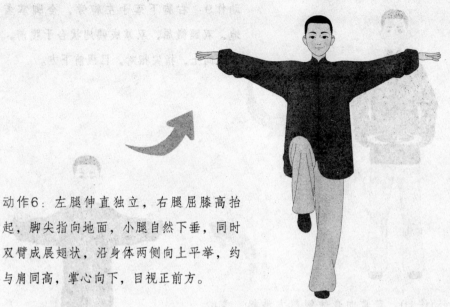

动作6：左腿伸直独立，右腿屈膝高抬起，脚尖指向地面，小腿自然下垂，同时双臂成展翅状，沿身体两侧向上平举，约与肩同高，掌心向下，目视正前方。

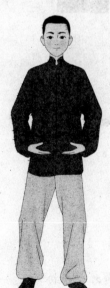

动作7：右脚下落于左脚旁，脚尖点地，双腿微屈，同时双掌合于腹前，掌心向上，指尖相对，目视正前方。

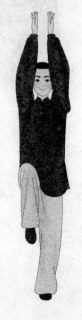

动作8：左腿伸直独立，右腿屈膝上提，脚尖指向地面，小腿自然下垂，同时双掌经体前向上举至头顶上方，双臂尽量伸直，指尖向上，掌背相对，目视正前方。

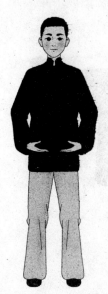

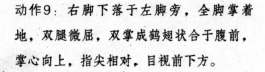

动作9：右脚下落于左脚旁，全脚掌着地，双腿微屈，双掌成鹤翅状合于腹前，掌心向上，指尖相对，目视前下方。

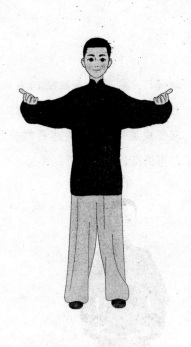

动作10：双掌向身体侧前方举起，掌心向上，约与胸同高，目视正前方。

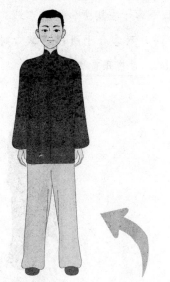

动作11：双臂屈肘，双掌内合下按，自然垂于身体两侧，目视正前方。

温馨提示

手、脚配合应协调一致，尽量做到同起同落。练习时配合呼吸法，双掌上举时吸气，双掌下落时呼气。

第四章

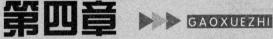 GAOXUEZHI

JUJIA TIAOYANG BAOJIAN BAIKE

刮痧拔罐，居家降脂离不了

刮痧、拔罐都属于中医传统的经络疗法。即通过刺激穴道、疏通经络的方法，以达到激活机体、活血化淤、提高机体免疫能力的目的与功效。它们的共同点是，解毒祛邪，驱寒祛火，调整阴阳，调节脏腑。

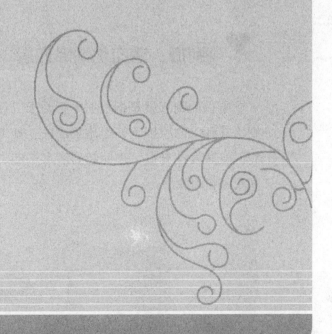

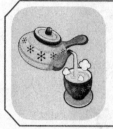

第一节

刮痧疗法，小小刮板功效大

吃药可以降血脂，但是药三分毒，长期吃总会产生一些毒素，这些毒素不良反应对身体的影响可不小，有些患者因为长期吃降脂药会感到吃什么都没胃口，而且消化不良，常常恶心，甚至影响胃液分泌。为了避免这一点，你不妨试试中医经络疗法中的刮痧疗法，别看刮板小，功效却一点儿不比药物差。

 刮痧：活血化淤降血脂

所谓的刮痧就是指根据中医的十二经脉及奇经八脉，在遵循"急则治其标"的原则上，运用手法或工具（刮板）强刺激经络，从而使局部皮肤发红充血，进而起到解毒祛邪、清热解表、行气止痛、健脾和利脏腑的效用。

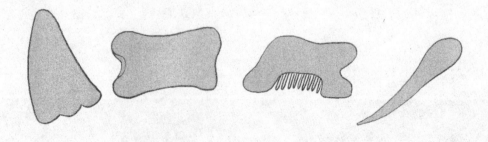

现代医学证明，刮痧可以扩张毛细血管，增加汗腺分泌，促进血液循环，起到祛除邪气、祛风散寒、清热除湿、活血化淤、通络止痛，对于高血脂、高血压、中暑、肌肉酸痛等所致的风寒痹症都有立竿见影之效。长期刮痧，可以起到调整经气、解除疲劳、增加免疫功能的作用。

刮痧降脂取穴与方法

高血脂除了可以用药、按摩、艾灸治疗以外，其实刮痧也有很好的疗效。下面就介绍刮痧治疗高血脂的几种方法吧。

1. 刮一刮四肢穴位

（1）以面刮法刮拭上肢腕部郄门穴至内关穴，肘部曲池穴。

（2）用面刮法刮拭下肢血海穴，用面刮法或平面按揉法按揉足三里穴、公孙穴、丰隆穴。

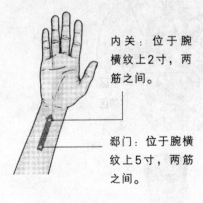

内关：位于腕横纹上2寸，两筋之间。

郄门：位于腕横纹上5寸，两筋之间。

曲池：位于肘横纹桡侧端稍外方的凹陷中。

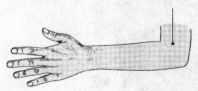

血海：位于髌骨内上缘上2寸，股内侧肌隆起处。

公孙：位于第1跖骨底的前下缘凹陷中，赤白肉际处。

足三里：位于外侧膝眼直下3寸，距胫骨前嵴一横指处。

丰隆：位于从外踝前缘平齐外踝尖处，到外膝眼连线的1/2处。

要点：郄门穴至内关穴是心包经上经穴，可理气活血。曲池穴是大肠经的合穴，与胃经合穴足三里穴和胃经络穴丰隆穴配合可调和气血、健脾利湿、化痰清热。脾经上两要穴血海穴、公孙穴，可通经活血。

2. 刮一刮胸部、背部全息穴区

（1）用面刮法和刮痧的方法之双角刮法从上向下刮拭背部心脏、肝脏、脾脏的脊柱对应区。再用平刮法从内向外刮拭左背部脾脏体表投影区、右背部肝脏体表投影区和胸部心脏体表投影区。

（2）用刮痧的方法之单角刮法从上向下刮拭胸部正中，用平刮法从内向外刮拭左胸部心脏体表投影区、左胁肋部脾脏体表投影区和右胁肋部肝脏体表投影区。

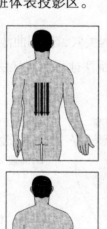
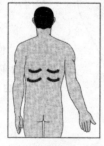
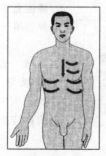
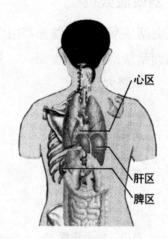
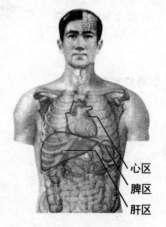

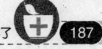

要点：高血脂与肝、胆、脾、胃的失调有关。因为脾主运化，运化水谷和水湿；肝主疏泄，调畅气机。只有肝、胆、脾、胃的功能正常，食物才能化生为身体能够利用的精微物质。

3. 刮一刮手足全息穴区

（1）经常用刮痧的方法之面刮法刮拭手掌和足底心脏、肝脏、脾脏的全息穴区。

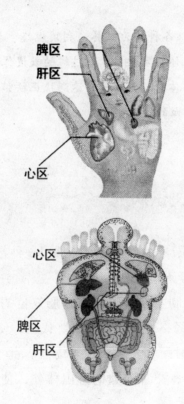

要点：心脏为身体的血管内的血液流动提供动力，肝胆参与体内脂肪的代谢，脾脏负责人体内食物的消化和吸收，刮拭这3个脏腑的全息穴区可以促进相应脏腑器官的功能。

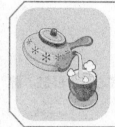

第二节
拔罐疗法，有效降脂人人夸

拔罐疗法就是指以各种罐为工具，利用燃烧、抽气等方法，排除罐内空气，使其吸附于机体特定穴位，通过罐的吸拔作用，使体内的病理产物从皮肤毛孔中被吸出体外，进而最终达到扶正祛邪、疏通经络、调节脏器、驱寒除湿、行气活血的目的。

 拔罐：罐斑识病况

用拔罐治疗高血脂是中医经络疗法常用一种方法，由于操作较为方便，因此颇受中老年人喜爱。

拔罐降血脂的机制主要是通过对降脂穴位的刺激，调节身体整体内分泌循环，疏通经络，促进人体新陈代谢，使功能活跃，增加能量消耗。在拔罐的同时配合燃脂精油或减肥精油可加速新陈代谢所产生的毒素和多余脂肪，更加有效的排出体外，使降脂减肥效果达到极致。

拔罐时，强大的吸拔力使汗毛孔充分张开，汗腺和皮脂腺功能受到刺激而加强，皮肤表层衰老细胞脱落，从而使体内毒素、废物加速排出。通过对局部部位的吸拔，能疏通经络，平衡气血，调整内分泌，加速血液循环及淋巴液循环，促进肠胃蠕动，从而改善消化功能，使机体新陈代谢加快，产热及脂肪消耗增加，既可减去体表脂肪

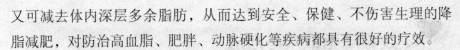

又可减去体内深层多余脂肪，从而达到安全、保健、不伤害生理的降脂减肥，对防治高血脂、肥胖、动脉硬化等疾病都具有很好的疗效。

拔罐不仅可以治病，而且根据拔罐后所留下的颜色和印迹可以判断身体的健康状况。具体特点如下：

（1）拔罐后呈粉红色，毛孔微张，无淤斑，迅速恢复正常，表示身体健康；

（2）拔罐后颜色鲜红而艳，表示阴虚，气血虚，或者阴盛火旺；

（3）拔罐后颜色红而暗，表示血脂高，有热邪；

（4）拔罐后颜色淡紫并伴有斑块，表示虚证为主，兼有淤血；

（5）拔罐后颜色呈紫色伴有斑块，表示局部寒凝有淤血；

（6）拔罐后颜色紫而暗，表示供血不足，行经不畅，有淤血现象；

（7）拔罐后颜色黑而暗，表示体有淤血，如走罐时出现大面积黑紫印时，表示风寒所犯面积大，应对症驱寒为主；

（8）拔罐后颜色灰白，触而不温，多为虚寒和湿邪。

（9）拔罐后皮肤有散在紫点，且深浅不一，表示气滞性血淤证；

（10）拔罐后印痕有皮纹和微痒，表示湿证和风邪；

（11）拔罐后内壁有水气，表示该部位有湿气；

（12）拔罐后出现水泡，表示体内湿气重，如果水泡内有血水，表示为热湿毒证。

总之，一般情况下应根据拔罐后的具体情况再结合临床反应症状，对症拔罐就可以收到良好的疗效。

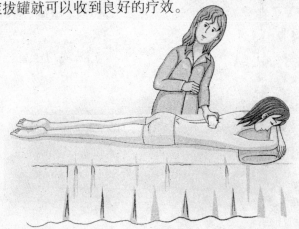

拔罐降脂取穴与方法

【对症选穴】

肺俞、厥阴俞、心俞、督俞、曲池、合谷、郄门、间使、内关、通里、足三里、三阴交、公孙、太冲。

【拔罐方法】

取上穴，以单纯火罐法吸拔穴位，留罐10分钟，每天一次。

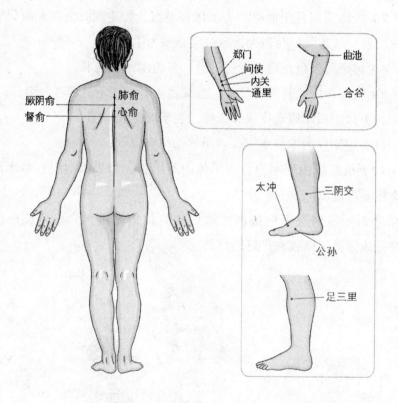

第五章

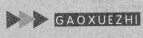

GAOXUEZHI
JUJIA TIAOYANG BAOJIAN BAIKE

针灸按摩，降脂有效法宝

　　针灸、按摩都是我们的祖先用身体试验过的、百试百灵的养生术，它们功效的获得都是靠刺激有效经穴来实现的。降血脂，多种方式配合应用往往能更好地起到降脂效果。比如，按摩可以让血脂慢慢降下来，针灸也有利于血脂的稳定，而针灸、按摩双管齐下就能对高血脂起到很好的辅助治疗作用。下面我们就来具体的学习一下吧。

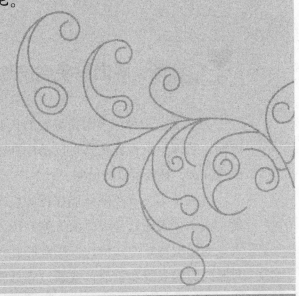

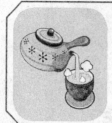

第一节

针灸疗法，小银针大疗效

针灸疗法指的是把用针对穴位进行刺激的疗法称为针法；而把用艾炷或艾条对穴位进行刺激的疗法称为灸法。而针法和灸法结合在一起，就是所谓的针灸疗法了。总之，针灸通过调整机体各系统功能，提高人体抗病能力，既能治疗疾病，又可预防疾病。目前，虽然对其降脂的机制不甚了解，但它的降脂效果却是公认的，下面就来了解一下吧。

 ## 针灸：降血脂手到病除

高血脂是一种由多因素导致的代谢紊乱、脏腑功能失调的表现。因而，从理论上说针灸是可以治疗高血脂的，动物实验和临床医疗实践也证实，针灸可以降血脂。

有人认为，针灸降血脂作用的机制可能是调整了内分泌系统的功能；或由体表通过神经体液等途径传入相应的脏器而发挥作用。也有人认为选取特定的穴位，可影响肝脏对胆固醇的合成；或能影响肠道对胆固醇的吸收和排泄；或通过降低胰岛素的分泌，来减少内源性三酰甘油的合成等等。虽然针灸降低血脂作用的机制尚不十分清楚，但其临床效果是肯定的，从而为防治高血脂提供了更多的防治措施。

治疗高血脂以健脾化湿、疏肝利胆为主要原则。常用穴位有内关、郄门、间使、神门、通里、合谷、曲池、乳根、足三里、丰隆、阳陵泉、肺俞、厥阴俞、心俞、太白、三阴交、公孙、太冲、中脘、鸠尾、膻中等，上下左右交叉配穴，每次取3~4个穴位，留针15~20分钟，疗程为1个月。针灸治疗对胆固醇、三酰甘油均有降低作用。还有报道，针灸治疗使血清高密度脂蛋白及高密度脂蛋白/低密度脂蛋白比值上升，表明针灸可以调节脂质代谢，且无明显不良反应，很适合老年高血脂。

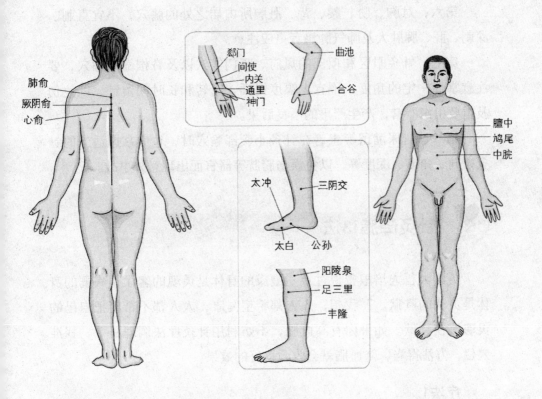

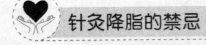

针灸降脂的禁忌

第一，患者在过于饥饿、疲劳、精神过度紧张时，不宜立即进行针灸。对身体瘦弱、气虚血亏的患者，进行针灸时手法不宜过强，并应尽量选用卧位。

第二，妇女怀孕3个月者，不宜针灸小腹部的腧穴。若怀孕3个月以上者，腹部、腰骶部腧穴也不宜针灸。至于三阴交、合谷、昆仑、至阴等一些通经活血的腧穴，在怀孕期亦应予禁刺。如妇女行经时，若非为了调经，亦不应针灸。

第三，小儿囟门未合时，头顶部的腧穴不宜针灸。

第四，自发性出血或损伤后出血不止的患者，不宜针灸。

第五，皮肤有感染、溃疡、瘢痕的部位，不宜针灸。

第六，对胸、胁、腰、背、脏腑所内居之处的腧穴，不宜直刺、深刺。肝、脾肿大及肺气肿患者更应注意。

第七，针灸眼区和项部的风府、哑门等穴以及脊椎部的腧穴，要注意掌握一定的角度，不宜大幅度提插、捻转和长时间留针，以免伤及重要组织器官，产生严重的不良后果。

第八，对尿潴留等患者在针灸小腹部腧穴时，也应掌握适当的针灸方向、角度、深度等，以免误伤膀胱等器官而出现意外事故。

针灸降脂13法

英国大哲人培根曾说过："健康的身体是灵魂的客厅，病弱的身体是灵魂的监狱。"我想，人人都希望健康，人人都不希望把自己的灵魂搁在监狱。如果你有高血脂，不妨利用针灸疗法调理一下。找准穴位，方法得当，降血脂就会收到良好的效果。

疗法1

【主穴】足三里、三阴交、内关、曲池、心俞。

【配穴】风池、神门、通里、环跳。

【施术】用平补平泻法，留针15～20分钟，12次为一个疗程。

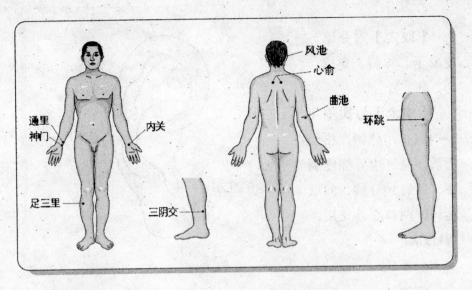

疗法2

【主穴】三阴交、足三里、内关。

【配穴】冠心病配心俞；糖尿病配脾俞、太溪；高血压配曲池。

【施术】用平补法和平泻法，得气后留针30分钟，每间隔5分钟行针1次。隔日治疗1次，20次为1个疗程。

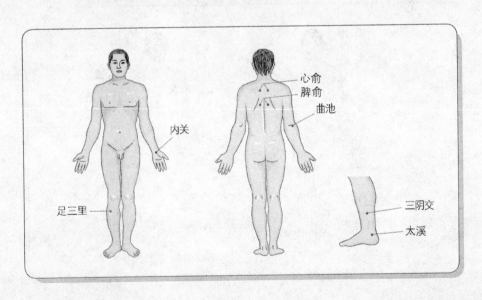

疗法3

【取穴】内分泌、皮质下、神门、交感、心、肝、肾。

【施术】每次选用3~4穴，用碘酒严格消毒后，毫针中等强度刺激，留针30分钟，间歇运针，两耳交替使用，隔日1次。

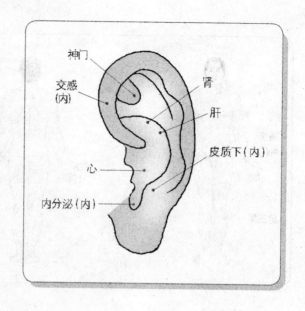

疗法4

【取穴】中脘、气海、内关、脾俞、丰隆、足三里。

【施术】每次选取3~4穴，交替使用，捻转进针，得气后留针20分钟，中间行针1次。每日1次，10日为一个疗程。

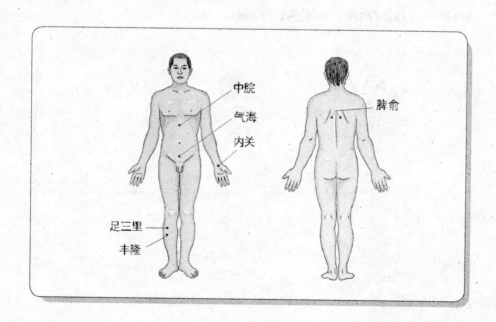

疗法5

【主穴】内关、足三里。

【配穴】太冲、太白、三阴交。

【施术】一般仅取常用穴，酌配1~2个备用穴。刺内关穴时，针尖向肩部方向略斜刺，通过提插探寻之法，尽量促使针感上传，用小幅度提插捻转，运针2分钟。足三里穴最好在上午7~9时针刺，直刺得气后按上述手法运针。其余穴位用常规刺法。留针20分钟，隔5~10分钟运针1次。取针后，足三里穴用艾条作回旋灸15分钟。每日或隔日1次，10~15次为一个疗程。疗程间隔3~5日。

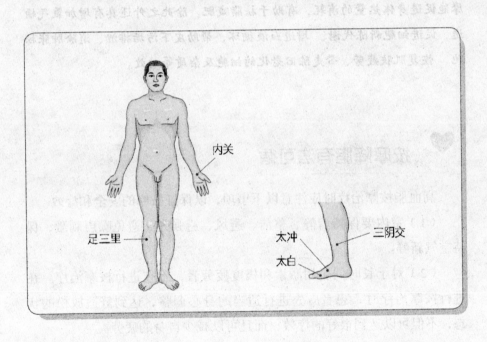

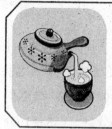

第二节

按摩疗法，动动手就降血脂

按摩疗法又称推拿疗法，是一种简便有效、经济实惠的治疗方法。按摩能促进身体热量的消耗，有助于祛脂减肥。除此之外还具有增加氧气输送、促进细胞新陈代谢、增进血液循环、帮助皮下污垢排泄、消除肿胀松弛、恢复肌肤疲劳、带走陈旧老化的细胞及杂质等功效。

 ## 按摩降脂有法可循

高血脂按摩治疗时应注意以下事项，以保证按摩的安全和疗效。

（1）室内要保持清静、整洁、避风、避强光、避免噪声刺激，保持空气新鲜。

（2）对于长时间服用激素和极度疲劳者，不宜进行按摩治疗。在进行按摩治疗时，患者应先进行适当的身心调整，达到舒适放松的状态，不但可以达到很好的疗效，而且可以减少自身的疲劳。

（3）按摩者的手、指甲要保持清洁。有皮肤病者不能给他人按摩；也不能让他人为自己按摩，以防相互传染。

（4）按摩者在按摩每个穴位和反射区前，都应先寻找点按时有明显酸痛感的敏感点，以便有的放矢，在此着力按摩，取得良好的治疗效果。

（5）饭后、酒后、洗澡后、大运动量后，不宜立即进行按摩。

（6）治疗时应避开骨骼突起部位，以免损伤骨膜。老人的骨骼较脆，关节僵硬，儿童皮薄肉嫩，在按摩时不可用力过大。

（7）淋巴、脊椎、尾骨外侧反射区，一定要朝心脏方向按摩，以利于推动血液和淋巴循环。

（8）手法操作时，力度宜由轻到重。按摩频率以适中为宜，切忌暴力，应逐渐加大按摩力度。

（9）治疗过程中，如有不良反应应随时停止，保证治疗的安全可靠，如出现发热、发冷、疲倦等全身不适症状，属正常现象，应坚持治疗。

（10）足部按摩后，不可用冷水洗脚，可用手纸擦去多余的按摩膏，穿上袜子保暖。晚上睡前洗净油脂，并用热水泡脚15分钟。

（11）在按摩后半小时内，必须喝开水500毫升以上。严重肾脏病患者喝水不能超过150毫升。

（12）根据病情的轻重，采取适宜的治疗。若伴有并发症者，应遵医嘱配合药物治疗或去医院就诊，以免延误病情。

温馨提示

洞悉按摩降脂的禁地

高血脂患者出现以下情况时，不宜进行按摩治疗：

第一，身体某部位有创伤、感染或化脓性疾病者。

第二，骨折、关节脱位、骨关节结核、骨肿瘤、骨髓炎等骨科疾病。

第三，急性腹膜炎、胃十二指肠穿孔、急性阑尾炎等外科疾病。

第四，非典型性肺炎、鼠疫、霍乱、伤寒、流脑、肝炎等各种急慢性传染病。

第五，严重心脏病、精神病、高血压及脑、肺、肝、肾等病患者。

第六，血液病或有出血倾向的患者。

第七，妇女妊娠期、月经期应禁忌，以免引起流产或出血过多。

按摩降脂，时间待保障

按摩治疗高血脂的时间长短，要根据患者的具体情况来制订。一般情况下，每次按摩以20～30分钟为宜，每日可做1～2次，体质好者，1个月为1个疗程，采用穴位强刺激手法，以泻法为主；体虚者1.5个月为1个疗程，穴位刺激适中，采用平补平泻的手法。在进行足部推拿前，喝一杯清水为宜，采用逆心方向操作手法为宜。总之，要根据患者的自身状况、血脂的高低来确定治疗的疗程及手法，才能达到满意的疗效。

降脂有效，按摩有技巧

按摩是很讲究技巧的技术，是一种高级的运动形态，是用人手治疗疾病的基本手段。

强调手法技巧并不是说手法操作时不需用力，更不是否定"力"的作用，而是说力道的运用必须与手法技巧完美地结合在一起，使手法既有力，又柔和，即通常所说的"柔中有刚，刚中有柔，刚柔相济"。力量是基础，技巧是关键，两者必须兼有，缺一不可。体力充沛，能使手法技术得到充分发挥，运用起来得心应手。如果体力不足，即使手法掌握得再好，但运用起来就有力不从心之感。因此，学习按摩疗法，就必须勤练按摩的手法及技巧。

常用的按摩手法包括：揉法、搓法、按法、摩法、擦法、滚法、摇法、掐法、捻法、推法、拍击法、抖法等。

耳部穴位，降脂有法

按压肾上腺反射区80～120次。

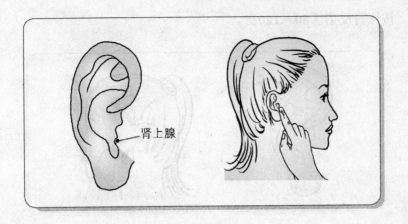

肾上腺

按压内分泌反射区80～120次。

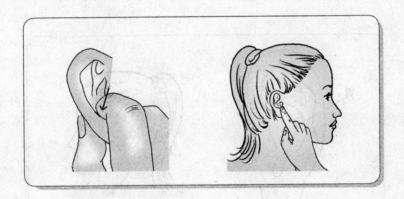

按压心反射区80～120次。

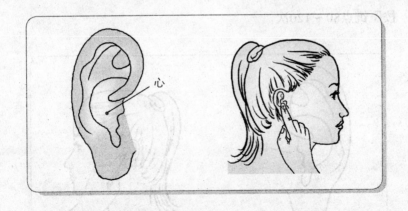

心

按压肾反射区80～120次。

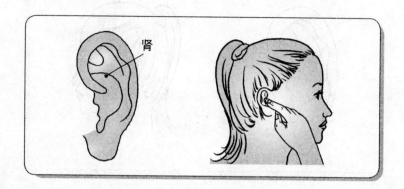

按压胃反射区80～120次。

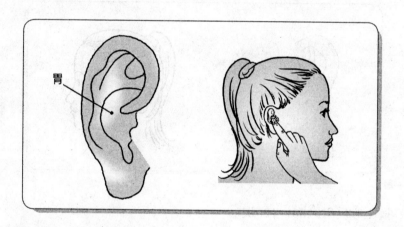

按压饥点80～120次。

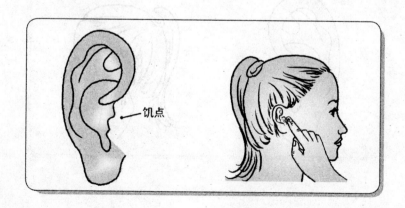

对掐耳尖80～120次。

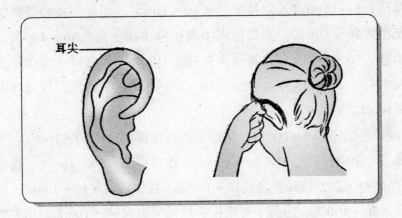

耳尖

捏揉缘中80～120次。

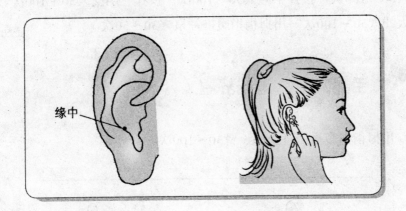

缘中

 ## 体部穴位，降脂必会

　　双手中指按揉太阳穴50～100次。按揉百会穴50～100次。按揉天柱穴50～100次。用双手拇指按揉风池穴50～100次。用五指拿法着力拿捏肩井穴10～30次，以酸胀感为度。双手拇指交替推双侧桥弓穴10～30次。用双手拇指指腹推角孙穴30～50次。用拇指指腹按压曲池穴50～100次。用拇指指腹按揉内关穴50～100次。按揉外关穴50～100次。用拇指指端点掐合谷穴30～50次。用拇指指端点按神门穴50～100次。点按劳宫穴50～100次。用拇指或中指指腹按揉膻中穴50～100次。用拇指或中指指腹按揉上脘穴50～100次。按揉中脘穴50～100次。按揉建里穴50～100次。用掌根或大鱼际按揉中脘穴50～100次。按揉天枢穴50～100次。用中指指腹按揉气海穴50～100次。

按揉关元穴50～100次。用拇指指端按揉肺俞穴50～100次。用一手食指、中指按揉心俞穴50～100次。按揉膈俞穴50～100次。按揉肝俞穴50～100次。按揉脾俞穴50～100次。按揉胃俞穴50～100次。按揉肾俞穴50～100次。用两手拇指指腹按揉气海穴50～100次。用大拇指点按足三里穴50～100次。用拇指指腹按揉血海穴50～100次。按揉梁丘穴50～100次。按揉丰隆穴50～100次。按揉三阴交穴50～100次。按揉太冲穴50～100次。用拇指指腹推涌泉穴30～50次。

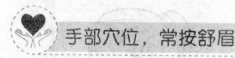

手部穴位，常按舒眉

用拇指指腹推压肾上腺、肾50～100次。

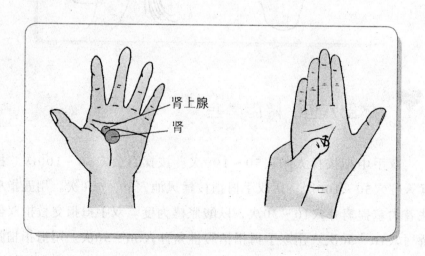

肾上腺

肾

按揉脾胃大肠区50～100次。

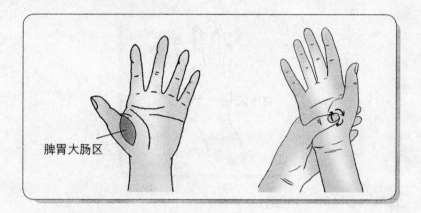

脾胃大肠区

用拇指指腹推压三焦区50～100次。

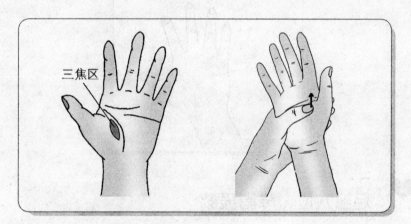

三焦区

用强刺激手法点按胸腹区50～100次。

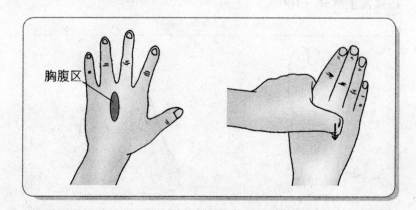

胸腹区

按压血压区50～100次。

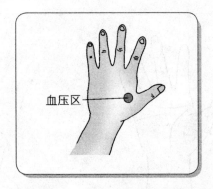

直推冠心区50～100次。

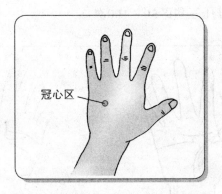

 足部穴位，降脂显威

按揉肾上腺50～100次。

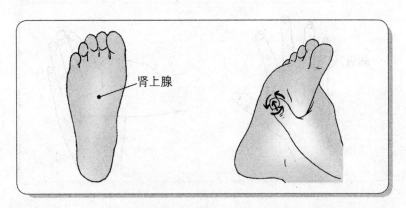

按揉肾50～100次。

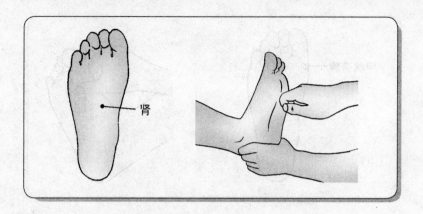

用拇指指腹推压输尿管50～100次。

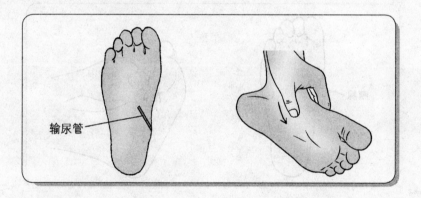

推压甲状腺50～100次。

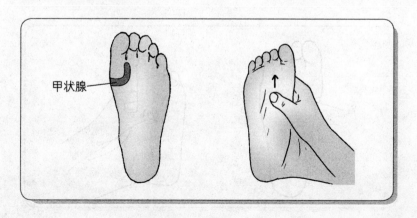

捏拿甲状旁腺50～100次。

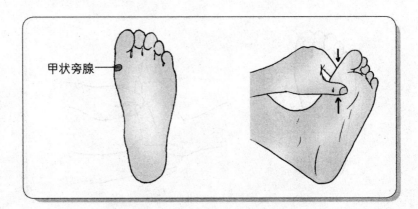

按揉胰腺50～100次。

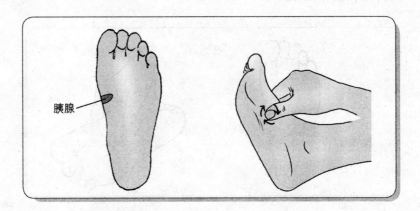

按揉胃区50～100次。

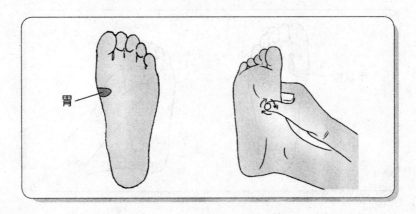

按揉心区50～100次。

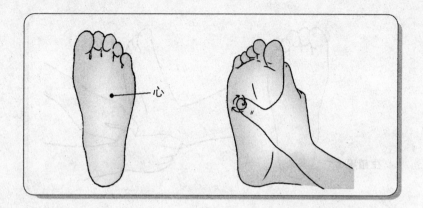

心

按压颈部50～100次。

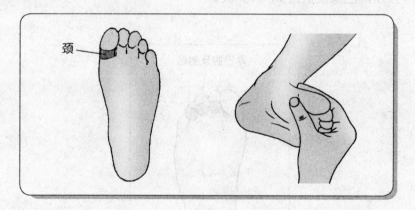

颈

推压大脑50～100次。

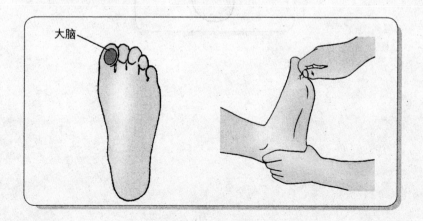

大脑

按压生殖腺区50～100次。

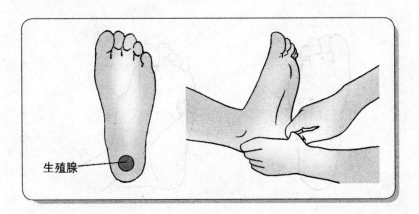

生殖腺

按压淋巴腺反射区50～100次。

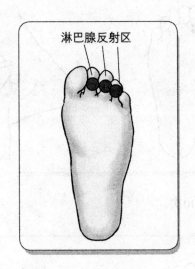

淋巴腺反射区

第六章

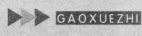 GAOXUEZHI

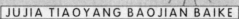 JUJIA TIAOYANG BAOJIAN BAIKE

中药西药都降脂，中西结合疗效好

对于疾病不能听之任之，否则可能会酿成严重的后果，比如高血脂。而药又有中药和西药之分。它们有的可以杀死病菌，有的可以杀死病毒或寄生虫；有的可以增强人体的抗病能力；还有的可以改善人体生理功能，从而促使病情好转，恢复健康。人们经常把药物比做与疾病斗争的"武器"，怎么才不会伤着自己呢？吃药一定要对症治疗，那么，高血脂患者应如何用药呢？看看下面的内容，你就能找到答案。

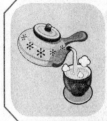

第一节

高血脂一定要辨证分型用药

高血脂患者如果饮食控制3～6个月后，其血脂水平仍明显增高者，特别对于中、老年人和有其他危险因素（例如糖尿病、高血压和有心血管疾病家庭史等）存在者必须给予药物治疗。而药物的选择是由患者的患病类型所决定的。想知道自己需要选用哪些药，那就从高血脂的分类开始吧。

 脾虚湿盛型

证见脘腹胀闷，不思饮食，泛恶欲呕，口淡不渴，腹痛腹泻，头身重困，舌胖，苔白腻，脉濡滑。

服用指导

当以健脾化湿为法，可用五苓汤加减：苍术、白术、厚朴、陈皮、桂枝、猪苓、泽泻、茯苓各10克，生姜3片，大枣5枚，甘草5克，水煎服，每日1剂。

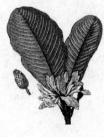

厚朴

 气血不足型

证见少气懒言、乏力自汗、面色苍白或萎黄、心悸、失眠、舌淡而嫩、脉细弱。

服用指导

当以气血双补为法，可用八珍汤加减：当归、川芎、白芍、熟地、党参、白术、茯苓、桂圆肉各10克，黄芪15克，大枣5枚，炙甘草5克。水煎服，每日1剂。

痰浊中阻型

证见头目眩晕，头痛头重，胸闷心悸，食欲缺乏，呕恶痰涎，肢体困重，或见形体丰肥，或闭经，舌苔白腻，脉滑。

服用指导

当以祛湿化痰为法，可用半夏白术天麻汤加减：天麻、苍白术、法半夏、茯苓、陈皮、泽泻、扁豆、菖蒲各10克，吴茱萸、甘草各5克。水煎服，每日1剂。

肝肾阴虚型

证见头晕目眩，健忘，失眠，耳鸣如蝉，咽干口燥，胁痛，腰膝酸软，五心烦热，颧红盗汗，男子遗精，女子月经量少，舌红少苔，脉细数。

服用指导

当以滋补肝肾为法，可用六味地黄汤加减：枸杞子15克，菊花、生地、熟地、山药、萸肉、茯苓、泽泻、丹皮、天麦冬各10克，石斛20克。水煎服，每日1剂。

肝胆湿热型

证见胁肋胀痛，口苦纳呆，口气臭秽，呕恶腹胀，大便不调，小便短赤，或阴囊湿疹，或睾丸肿胀疼痛，或带下黄臭，外阴瘙痒，舌苔黄腻，脉弦数。

服用指导

当以清泄湿热、疏利肝胆为法，可用龙胆泻肝汤加减：龙胆草、木通、甘草各5克，黄芩、山栀子、泽泻、生地、柴胡、当归、车前草各10克，茵陈15克。水煎服，每日1剂。

 ## 肝火上炎型

证见头目眩晕，耳鸣如潮，面红目赤，口苦咽干，胁肋灼痛，烦躁易怒，不寐或噩梦纷纭，或吐血衄血，便秘尿赤，舌质红，苔黄糙，脉弦数。

服用指导

当以清肝泻火为法，可用当归龙荟丸加减：当归、龙胆草、山栀子、黄芩、黄柏、黄连、大黄、芦荟各10克，草决明15克，青黛5克（冲服）。

 ## 气滞血淤型

证见情志抑郁，易怒，胸闷而喜太息，胸胁或乳房胀满，走窜疼痛，小腹疼痛，性情急躁，或月经不调，痛经，或咽中如梗，吞之不下，吐之不出，舌质紫暗，或有淤斑，脉涩或弦涩。

服用指导

当以疏肝理气、活血化淤为法，可用血府逐淤汤加减：桃仁、当归、川芎、白芍、熟地、丹参、柴胡、佛手、枳壳各10克，红花5克，山楂15克。水煎服，每日1剂。

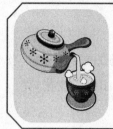

第二节

降脂验方、偏方，方方由你挑

偏方、验方是我国古代劳动人民长期经验的结晶。它取材广泛、方便，效果确凿，易操作，所以一直深受人民的喜爱。患病有时候并不可怕，可怕的是没有找到适合自己疾病的医治方法。下面仅以这些药方贡献给广大的医患朋友，希望总有一方适合您！

黄芪首乌汤

【配方】黄芪、何首乌、丹参、生山楂、决明子各15克，生蒲黄10克，赤芍药、荷叶各12克，虎杖、陈皮各8克。

【用法】每日1剂，水煎服。

【功效】补肾健脾，活血化淤。主治高血脂。

【病案】临床治疗106例，临床控制26例，显效52例，有效20例，无效8例，总有效率92.4%。

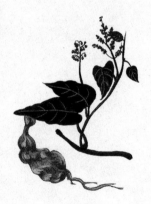

何首乌

山楂泽泻汤

【配方】生山楂30克，何首乌、泽泻各20克，决明子25克，荷叶、丹参各15克，生甘草10克。

【用法】将上药水煎3次后合并药液，分2～3次口服，每日1剂。1个月为1个疗程。服用15日、30日分别空腹抽血查血脂。

【功效】降脂利水，活血化淤。主治高血脂。

【病案】用此方治疗高血脂患者59例，其中显效45例；有效12例；无效2例。一般服药15日左右症状显著好转。服药最少者10剂，最多者36剂，平均19剂。

制川军茵陈汤

【配方】制川军10克，猪苓、泽泻、白术、茵陈各20克，何首乌、生薏苡仁、决明子、金樱子各25克，柴胡、郁金各15克，生甘草6克。

【用法】将上药加水600毫升，文火煎至300毫升，分早、晚2次口服，10日为1个疗程，一般连服2～3个疗程。

【功效】清热利湿，降脂去腻。主治高血脂。

【案例】用此方治疗高血脂患者85例，其中显效者63例；有效者20例；无效者2例。服用最少者一个疗程，最多者2个疗程。显效63例，经随访2年，均未见复发。

首乌虎杖汤

【配方】首乌30克，枸杞子、赤芍药、泽泻、女贞子各15克，黄芪、山楂、丹参各20克，桃仁、虎杖各10克。

【用法】每日1剂，水煎分3次服。

【功效】补肾健脾，活血通络。主治高血脂。证见胸痹，胸痛，心痛，脑卒中（中风），眩晕，胸脘痞闷，肢体沉重，舌苔白腻，脉滑。

【加减】如湿浊重者，加苍术、厚朴、藿香、陈皮；气滞血淤重者，加柴胡、瓜蒌皮、郁金、田七、香附；血压高者，加钩藤、天麻、草决明；肾阳虚者，加附子、干姜。

【案例】用此方治疗78例，显效（症状消失，胆固醇、三酰甘油均明显降低）49例，好转20例，无效9例，总有效率88.5%。

半夏白术天麻汤

【配方】半夏、白术各15克，人参3克，升麻10克，水蛭、全蝎各6克，茯苓、泽泻、天麻、山茱萸各12克。

【用法】水煎服，开始2个月每日1剂，2个月后隔日1剂或1周2剂服用。

【功效】益气降浊，祛痰化淤。主治痰浊中阻型高血脂。

【案例】临床治疗98例，显效90例，有效7例，无效1例，占1%，总有效率为99%。

参麦汤

【配方】人参、麦冬各10克。

【用法】每日1剂，水煎，分3次服。

【功效】益气，养阴，行血。主治原发性高血脂。

【案例】用此方治疗71例，其中显效52例，好转18例，无效1例，总有效率98%。

丹参山楂汤

【配方】制首乌、丹参、山楂各15克，黄芪、地龙各12克，陈皮、苍术各6克，赤芍药10克。

【用法】每日1剂，水煎服。3个月为1个疗程。

【功效】行气化痰，化淤消脂。主治高血脂。

【加减】如痰郁中焦、腰膝酸软者，加杞菊地黄汤；胸闷肢麻者，加半夏白术天麻汤；痰郁阻络者，加夏陈六君汤及僵蚕、红花等；痰郁痹胸者，加瓜蒌桂枝汤及降香、郁金；痰郁阻窍者，加温胆汤及菖蒲、郁金、熟地等。

【案例】该方治疗60例，1个疗程结果：近期痊愈30例，好转28例，无效2例。

苍术枳壳

【配方】炒苍术、炒枳壳、红花、丹参、车前子、肉苁蓉、刺蒺藜、杭菊花、茺蔚子、川郁金、远志、何首乌各60克，决明子、炒山楂各180克，泽泻120克，白茯苓90克，陈皮、石菖蒲、制胆星各40克。

【用法】诸药粉碎为细末，过筛，水泛为丸如小绿豆大，每次服5克，1日3次，3个月为1个疗程，复查。可连服2~3个疗程。

【功效】行气活血，化湿消痰。主治高血脂。

【案例】胡某，女，61岁，退休职工。10余年来，经常头晕、头昏、头痛，血压偏高不稳，曾检查，血糖、血脂偏高。近来头昏加重，近事易忘，故来就诊。形体肥胖，脉细涩，苔薄白，舌质红偏黯，舌体胖且有淤斑；血压20.0/12.7千帕，空腹血糖6.8毫摩尔/升，血清胆固醇11.2毫摩尔/升，血清三酰甘油8.44毫摩尔/升，血清高密度脂蛋白—胆固醇（HDL-C）0.6毫摩尔/升。诊为高脂血症，证属阴阳失调，痰淤湿浊内阻。按此丸方连服2个疗程，并适当节制饮食和加强体质锻炼。复查：血压及血脂、胆固醇皆降至正常范围，诸症消除。随访2年，上述指标持续稳定。

黄芪归尾汤

【配方】黄芪50克，当归尾、桃仁各10克，赤芍药、川芎、泽泻各15克，地龙25克，红花6克，山楂20克。

【用法】上方加水500~750毫升，浓煎取200毫升；复煎加水400毫升，煎取100毫升；将上两次药汁混合，分2日服，每日1次，每次150毫升。

【功效】活血化淤，降低血液中的血脂。主治高血脂，尤适宜于老年患者。

【加减】肝肾阴虚者，酌加何首乌、枸杞子、山茱萸、桑寄生、地骨皮、牡丹皮等；湿浊内盛者，酌加苍术、云茯苓、绵茵陈、五爪龙、党参等；血淤痰浊者，酌加半夏、制首乌、陈皮、瓜蒌仁、苍术等；肝郁气滞者，酌加柴胡、郁金、白芥子、木香、莱菔子等。

黑白丹参饮

【配方】何首乌、泽泻、决明子各20克，丹参、郁金、山楂各15克，白芍、鸡内金、当归各10克。

【用法】每日1剂，水煎取汁300毫升，分2次口服。60日为1个疗程。

【功效】化痰降浊，活血化淤。主治高血脂。

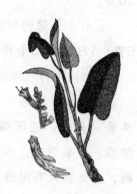

丹参

【加减】阴虚湿阻者，加苍术、桂枝各10克；气滞血淤者，加桃仁、红花各10克；痰浊内盛者，加半夏10克，茯苓30克。

【案例】临床治疗65例，显效36例，有效27例，无效2例，总有效率97%。

金樱决明子汤

【配方】金樱子、决明子、制首乌、生薏苡仁各30克，茵陈、泽泻各24克，生山楂18克，柴胡、郁金各12克，酒大黄6克。

【用法】每日1剂，加水500毫升，用文火煎至250毫升，分2次服。每2周为1个疗程。

【功效】滋阴降火，行滞通脉。主治高血脂。

【案例】用此方观察治疗30例高血脂患者，经1~3个疗程治疗后，显效20例，有效9例，无效1例，总有效率为96.7%。

葛根柴胡汤

【配方】葛根30克，柴胡、鸡内金各10克，山楂、郁金各12克，女贞子、茯苓、神曲各15克，甘草6克。

【用法】每日1剂，水煎分2次口服。

【功效】降脂活血，滋补肝肾，疏肝解郁，化痰祛淤。主治高血脂。

【加减】痰多者加海蛤壳12克，苔厚腻者加佩兰10克。

【案例】临床治疗130例，显效65例，有效52例，无效13例，总有效率90%；降脂疗效：显效40例，有效79例，无效11例，总有效率92%。

茯苓陈皮汤

【配方】茯苓、山楂各20克，陈皮、半夏、石菖蒲、干地龙、桃仁（打碎）各10克，田七粉（冲服）、红花各5克，郁金、丹参、泽泻各15克。

【用法】每日1剂，常规水煎服。

【功效】化痰通络，活血化淤。主治高血脂。

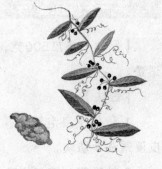

茯苓

【加减】若有烦渴、燥热、口苦、苔黄腻者，乃痰浊化热，上方加薏苡仁30克，草决明20克；若见形体不丰、失眠多梦、腰膝酸软、舌红少苔者，乃兼肝肾两虚，加何首乌、生地黄各20克，女贞子15克。

【案例】临床治疗43例，治愈25例，显效11例，有效4例，无效3例，总有效率93%。

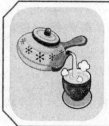

第三节

降脂汤饮、茶酒，小酌病就走

汤饮可以养性，茶酒可以怡情。如果你讨厌吃西药怕它伤及身体，又怕中药苦，那么不妨试试这些汤饮与茶酒吧。开开心心品茶，轻轻松松降脂。

笋干冬瓜海蜇汤

【原料】冬瓜500克，海蜇皮300克，竹笋干100克，生姜2片，盐适量。

【做法】

1.竹笋干浸泡洗净，冬瓜洗净切厚片（保留皮、瓤、仁），海蜇皮浸透洗净切块。

2.炒锅倒入清水烧沸，放入笋干、冬瓜和姜片，用中火煲3小时，放入海蜇皮稍沸，加盐调味即成。

【功效】清热除痰，利尿去湿。适用于各种类型的高血脂。

竹笋鲫鱼汤

【原料】鲫鱼500克，鲜竹笋100克，盐、味精各适量。

【做法】

1.将鲫鱼去鳞及内脏，洗净；鲜竹笋洗

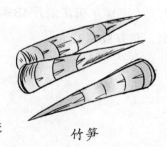

竹笋

净，切片。

2.将鲫鱼、笋片放入锅内，加入适量清水，用武火烧开，撇净浮沫，改用小火，煮熟后加盐和味精即成。

【功效】利水消肿，益气健脾。适用于中老年性高血脂。

海带苡仁蛋汤

【原料】海带、薏苡仁各30克，鸡蛋3个，调料适量。

【做法】海带洗净，切丝。薏苡仁淘净。将海带、薏苡仁同放入高压锅中，加水炖烂备用。锅中放植物油适量，烧热后打入鸡蛋炒熟，倒入炖烂的海带、薏苡仁及汤，待沸后，调入食盐、味精即成。

【功效】活血除湿，降脂散结，治疗高血脂。

虾米竹荪汤

【原料】竹荪50克，虾米15克，银耳、黑木耳各10克，料酒、葱花、姜丝、盐、味精、五香粉、麻油各少许。

【做法】

1.将竹荪用水泡发后洗净，剖开切成丝，待用。

2.将银耳、黑木耳水发后洗净，撕成小片，待用。

3.把虾米洗净，放入碗中，加料酒、葱、姜浸泡一会儿，待用。

4.锅中加适量水煮沸，放入其余各味和匀煮沸，改文火煮20分钟至银耳酥软即可。

【功效】补肺益肾，利湿化痰，祛脂降压。适用于各种类型的高血脂。

番茄海带香菇汤

【原料】成熟番茄200克，海带、香菇、黑木耳各15克，葱花、姜丝、盐、味精、五香粉、植物油各适量。

【做法】

1.将番茄洗净去蒂，切成片，待用。

2.海带、香菇、黑木耳温水泡发后洗净，切撕成条片，待用。

3.将素油入锅烧至七成热时，入葱、姜煸香，入番茄片煸透，加入清汤适量煮沸。

4.投入海带、香菇、木耳和匀煮沸，改小火煮10分钟，加入调味品调味即成。

【功效】益气补虚，通脉散淤，祛脂降压。适用于各型高血脂患者食用。

参叶茶

【原料】人参叶（干品）2克，绿茶3克。

【做法】将人参叶除杂，洗净，晒干或烘干，与绿茶一起研为细末，分装2个绵纸袋中，封口挂线，备用。将制好的茶叶放入茶杯中，以沸水冲泡，加盖闷约5分钟，即可饮用。

【功效】益气通脉，化痰降浊，活血降脂。主治各种类型的高血脂。

红花山楂茶

【原料】红花（干品）2克，鲜山楂30克。

【做法】先将红花拣净，用水洗干净后晾干或烘干备用。山楂去柄洗净，切成片，与红花同放入大杯中，待用。

【功效】消食导滞，祛淤降脂。主治各种类型的高血脂，对气血淤滞型高血脂尤为适宜。

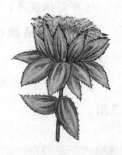

红花

山楂蜂蜜饮

【原料】鲜山楂汁100毫升，蜂蜜10克。

【做法】在山楂收获季节，取鲜山楂洗净，榨汁（若无鲜山楂，也可取市售山楂酱）备用。取山楂汁与蜂蜜混合均匀，再加入适量温开水拌匀饮用。

【功效】本品酸甜可口，具有扩张血管、降压降脂、活血化淤、行气止痛之功效。适用于高血脂、高血压消化不良、胃脘疼痛及女子痛经等患者饮用。

仙人掌酒

【原料】仙人掌150克，白酒1000毫升。

【做法】将仙人掌去皮、刺，洗净，切为小块，放入白酒中，密封浸泡1周后饮用。

【功效】化痰降脂。治疗高血脂。

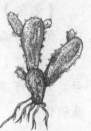

仙人掌

菊花酒

【原料】甘菊花150克，糯米2500克，酒曲适量。

【做法】将甘菊花晒干研末，糯米蒸熟，与菊花末、酒曲拌匀放入容器中，待酒熟，去渣取汁。

【功效】平肝清热，明目定眩。适宜于肝阳上亢型高血脂患者饮用，也可用于高血压、动脉硬化者。

黄精酒

【原料】黄精20克，白酒500毫升。

【做法】黄精洗净，切细，置于酒瓶中，先用清水适量将黄精润透，然后加入白酒，密封浸泡5~7天后饮用。浸泡时要每日摇动数次。每次饮用50毫升，每日2次。

【功效】补益肺、肾，降低血脂。适用于肺虚咳嗽，动则尤甚及腰膝酸软等。

天麻酒

【原料】白酒2000毫升，天麻72克，丹参48克，制首乌36克，杜仲、淫羊藿各16克，黄芪12克。

【做法】将上述药切成薄块，放入容器中，倒入白酒，密封浸泡15日以上。

【功效】补肝、肾，祛风活血，清利头目。适用于高血脂、高血压、冠心病、脑动脉硬化。

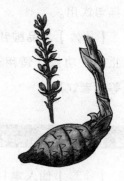

天麻

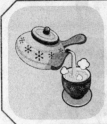

第四节

提前告知，降脂要"循规蹈矩"

降脂不可盲目，用药要遵循原则。如果盲目用药就会功倍事半，还会出现意想不到的伤害。而如果不注意用药配伍禁忌、不注意用药方法，就会适得其反，背道而驰。高血脂患者在降脂用药时，一定要掌握方法和原则，循规蹈矩才有利于疾病的治疗。

 ## 高血脂患者的用药原则

高血脂确诊后，应首先进行非药物治疗，包括饮食调整、生活方式改善以及影响因素之控制。在此基础上，进行药物治疗。高胆固醇血症使用他汀类药物；高甘油三酯血症使用贝特类药物。混合型高血脂以TC和LDL升高为主的使用他汀类药物，以TG增高为主的使用贝特类药物，三项指标均明显升高者同时使用他汀类药物和贝特类药物，但需注意定期复查肝功能，避免肌纤维溶解症的不良反应。

到目前为止，还没有一种药物能对高血脂起到药到病除的能力，而临床上常用的调脂药物多数需要大剂量、长期服用才能维持降脂效果，这样又不可避免地带来许多明显的毒不良反应。药物治疗应当遵循以下原则：

（1）服药同时坚持饮食疗法和运动疗法。

（2）选择安全性高、毒不良反应小、疗效可靠的药物。

（3）对于严重的高血脂患者，可以联合用药。

（4）注意不同药物之间的相互作用问题。

（5）药物毒不良反应监测，特别注意定期复查肝、肾功能，并注意观察一些可能出现的严重毒不良反应。

（6）持续服药，以使血脂水平控制在正常范围内。

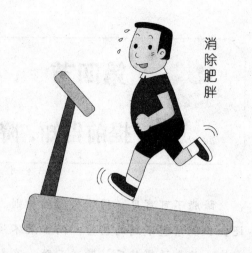

消除肥胖

（7）调整药物品种或剂量时应当在医生指导下进行。

（8）消除其他危险因素：脂代谢异常只是动脉粥样硬化性心血管病的危险因素之一，在调血脂治疗的同时，不可忽视其他危险因素的处理，如高血压、糖尿病、吸烟、肥胖和精神紧张等。

高血压合并高血脂患者的用药方法

高胆固醇血症和高血压病常常是相互伴发的两种疾病。在美国一项5100万例高血压患者中的调查发现，40%的高血压患者血清总胆固醇水平＞6.2毫摩尔/升，而血清总胆固醇水平＞6.2毫摩尔/升的高胆固醇血症患者中，46%的患者有高血压。血压越高，冠心病的危险性越大。血清总胆固醇水平升高，对高血压病患者的冠心病危险起协同增加作用。而降低血压和降低血清总胆固醇水平，可以减少冠心病的危险。

胆酸螯合剂、烟酸及其衍生物、纤维酸衍生物以及他汀类降脂药物均可以用于高血脂伴高血压的患者。但是，应注意这些降脂药物与抗高血压药物之间的相互影响。胆酸螯合剂可以减少噻嗪类利尿剂和普萘洛尔（心得安）的吸收。因此，这些降压药必须在服用胆酸螯合剂前1小时或服用后的4小时才能服用。烟酸可以加强抗高血压药物的血管扩张作用而引起血压下降，应予以注意。纤维酸衍生物对某些肾衰竭的患者可能引起肌病，因此，服用纤维酸衍生物的剂量要小，并且经常随访患者。他汀类降服药物与抗高血压药物之间没有特别的相互作用，可以用于高血脂伴高血压患者的治疗。此外，多烯康、鱼油降脂丸等降脂药物与抗高血压药物之间也没有特别的相互作用，也可用于高血脂伴高血压患者的降脂治疗。

合理选择降压药。利尿剂及一些含利尿剂的降压药如氢氯噻嗪、复方降压片长期服用会使血脂升高，β-受体阻滞剂如心得安类药长期服用也会使甘油三酯升高，所以有高血脂的高血压患者宜在医生的指导下选用氨氯地平、卡托普利、洛丁新等新一代降压药，它们能一天24小时平稳降压，不影响血脂代谢，且对心、脑、肾有保护作用。

糖尿病合并高血脂患者的用药方法

糖尿病患者血清脂质代谢障碍的特点是血清甘油三酯水平升高和高密度脂蛋白—胆固醇（HDL-胆固醇）水平降低，而总胆固醇和低密度脂蛋白—胆固醇（LDL-胆固醇）水平正常或轻度升高。

糖尿病和高血脂均增加了冠心病的危险性，因此对糖尿病和高血脂均应加强治疗。对所有糖尿病患者，应降低LDL-胆固醇至＜3.4毫摩尔/升的水平；对于有明确冠心病的患者，应降低LDL-胆固醇至＜2.6毫摩尔/升的水平。

胆酸螯合剂如考来烯胺（消胆胺）和考来替泊（降胆宁），虽然可以降低糖尿病患者血清LDL-胆固醇水平，但是却会升高血清甘油三酯水平，故不宜选用这类药物。此外，由于烟酸可以使糖耐量恶化，不利于糖尿病的控制，也不宜选用。而烟酸的衍生物阿昔莫司（乐脂平）可以降低血清甘油三酯和胆固醇水平，升高血清HDL-胆固醇水平，并可以改善糖耐量，可用于糖尿病伴高血脂患者的治疗。当糖尿病合并血清总胆固醇水平升高，而血清甘油三酯水平正常或临界增加时，可以选用他汀类降脂药物如普伐他汀、辛伐他汀。糖尿病患者血脂的异常变化使得糖尿病患者具有较高的冠心病复发及其他动脉粥样硬化发生的危险性。因而给予他汀类调脂药降低血清胆固醇、甘油三酯及极低密度脂蛋白，具有预防及减少多种心血管事件发生的益处，最终使糖尿病预后改善。

温馨提示

治疗糖尿病伴高血脂的方法

应用他汀类药物治疗糖尿病伴高血脂的方法是：在有效控制血糖和实施饮食治疗的基础上，选择三种常用他汀类制剂的任何一种配合治疗，其中以洛伐他汀或辛伐他汀较为适宜。洛伐他汀每次剂量 20～40毫克，晚餐前 1次顿服；辛伐他汀每次剂量 20～30毫克，晚餐前 1次顿服。一般至少服药在半年以上，以一年左右为好。服药期间应每 1～2周检查一次血脂情况，根据结果适当调整剂量，以维持血脂正常水平。

高血脂合并脂肪肝患者的用药方法

脂肪肝的主要病因为饮酒、肥胖、2型糖尿病和高血脂。此外，某些药物及毒物、急剧减肥、全胃肠道外营养以及慢性肝炎等也可导致脂肪肝。

1. 不伴高血脂的脂肪肝患者原则上不用降脂药物，伴有高血脂者在综合治疗基础上应用降血脂药物，但需适当减量和监测肝功能，必要时联用保肝药物。有以下情况考虑用降脂药物：

（1）肥胖、糖尿病性脂肪肝伴有高血脂，同时伴有冠心病者。

（2）肥胖、糖尿病性脂肪肝伴有高血脂，经饮食控制、增加运动量及治疗原发病3个月后，血脂持续异常者。

（3）原发性高血脂所致脂肪肝。

2. 降脂药物的合理选择：

（1）血浆甘油三酯明显增高的脂肪肝：可选用苯氧芳酸类降脂药物。如：苯扎贝特0.2克，3次/日，吉非贝齐0.6克，2次/日，非诺贝特0.1克，3次/日。

（2）血浆胆固醇明显增高的脂肪肝：可选用他汀类（HMG-CoA还原酶抑制剂）。降脂药物或多或少都有一些不良反应，对于需要长期使用这些药物的患者来说，尤其是需要联合用药的患者则需密切监测肝、肾功能、血常规，个别严重者则可出现横纹肌溶解、黑尿、肾衰竭等，甚至可以导致死亡或终生残疾，在降脂药应用中如血清丙氨酸氨基转移酶（ALT）超过正常值上限（ULN）的3倍，则考虑停药。

肾病综合征合并高血脂患者的用药方法

蛋白尿（尿蛋白定量＞3.5克/日）、血浆白蛋白降低（血浆白蛋白＜30克/升）、浮肿和血脂升高是肾病综合征的临床表现。肾病综合征在肾小球疾病中较常见。对肾病综合征的治疗是否得当直接影响患者的预后。

肾病综合征患者最常发生高胆固醇血症。低密度脂蛋白——胆固醇升高是主要的脂质代谢异常。轻度的患者血清甘油三酯水平可以正常，仅表现为血清胆固醇水平升高；中度的患者除血清胆固醇水平升高外，甘油三酯水平也升高。一般来说，血清总胆固醇水平增高程度常与血清白蛋白含量成反比。当血清白蛋白含量低于30克/升时，可以出现严重的高胆固醇血症。但是，严重的患者（血清白蛋白含量低于10克/升），则血清胆固醇含量增高反而不明显，而主要表现为重度高甘油三酯血症。其原因可能与脂蛋白酶活性降低有关。研究表明，肾性脂质代谢障碍增加冠心病的危险。

高血脂患者联合用药的注意事项

联合用药是治疗高血脂不可回避的一种临床疗法，它必然提高疗效，但也会带来一些风险，所以必须密切监测安全指标，防止致命的横纹肌溶解症等不良反应。

联合用药的治疗对象为严重血脂异常者，尤其是严重混合型血脂异常者。国内主流倾向于单药治疗。进行联合用药应十分慎重，应考虑疗效与风险。在调脂治疗中，不是任何药物都可以联合应用的，有些药物联用时会增加毒性，引发严重后果。必须联合用药时，也不容迟疑，但应从较小剂量开始，密切观察临床反应，注意询问有无肌无力、肌痛等肌肉症状并监测安全指标（CK、ALT、Cr、BUN）；ALT大于正常上限3倍、CK大于正常上限5倍、Cr和BUN明显异常，应考虑减量或停药。

比如他汀类药物与红霉素、环孢霉素、烟酸以及贝特类药物（尤其是吉非贝齐）等药物联用时，易发生横纹肌溶解症，严重者可致急性肾衰竭，危及生命。还有，贝特类药单用时也可发生横纹肌溶解症，其中以吉非贝齐为多见。因此，某些难治型的血脂异常，单用某一调脂药物效果不理想，而必须与其他调脂药联用时，应特别警惕其毒不良反应，应慎重考虑利弊及患者的个体特点。

血脂异常的治疗一般需要长期坚持，方可获得明显的临床益处。服药期间应定期随诊，根据血脂改变而调整用药。如果血脂未能降至达标，则应增加药物的剂量或改用其他降脂药物，也可考虑联合用药。若经治疗后血脂已降至正常或已达到目标值，则继续按同等剂量用药，除非血脂已降至很低时，一般不要减少药物的剂

联 合 用 药

量。长期连续用药时，应每3～6个月复查血脂，并同时复查肝、肾功能和测肌酸激酶。

 ## 高胆固醇血症的用药方法

高胆固醇血症的主要治疗药物有：

1. 胆酸螯合剂（考来烯胺、考来替泊）

胆酸螯合剂类降低血胆固醇水平是通过在肠道内结合胆酸，导致血液中更多的胆固醇转变为胆酸而排出体外来发挥作用的。考来烯胺16～24克/日，分2剂；考来替泊20～30克/日，分2剂。

2. HMG-CoA还原酶抑制剂（洛伐他汀、普伐他汀和辛伐他汀）

HMG-CoA还原酶是胆固醇生物合成中的限速酶，如果它被阻断，细胞就无法合成胆固醇。胆固醇合成受阻后，肝细胞表面的低密度脂蛋白（LDL）受体数目将增加，继而肝细胞从血液中吸收LDL量也增加。LDL受体的增加导致LDL-胆固醇清除的增加，从而进一步降低血中LDL-胆固醇的水平。HMG-CoA还原酶抑制剂的作用主要是降低胆固醇合成，增加LDL受体，降低LDL-胆固醇。这类药物在降低总胆固醇水平的同时，也降低甘油三酯水平和升高HDL-胆固醇水平。

3. 烟酸及其衍生物（烟酸、阿昔莫司）

极低密度脂蛋白（VLDL）是LDL的前身，也是甘油三酯的主要载体。而甘油三酯则是脂肪组织释放的游离脂肪酸经肝脏重新合成而形成的。如果有一种物质能有效地阻断脂肪组织释放脂肪酸，那么肝脏就不能重新合成甘油三酯，如果只有少量脂肪酸时，肝脏就将合成少量的甘油三酯以及少量VLDL来运输甘油三酯。这就是烟酸和乐脂平的主要作用机制。它阻断了脂肪组织释放脂肪酸，使VLDL水平降低，因为VLDL最终会转变成LDL，所以降低VLDL水平，也就降低了LDL水平。由此看来，虽然这种药物主要作用于甘油三酯的合成过程，但是它也降低了LDL水平，从而导致了血胆固醇水平下降。此外，烟酸和乐脂平可以提高HDL水平，而HDL具有心脏"保护"作用。烟酸用量较大，每日3~6克，所以副反应也较多。

家族性高胆固醇血症的用药方法

家族性高胆固醇血症分为纯合子型家族性高胆固醇血症和杂合子型家族性高胆固醇血症两种类型。

1. 纯合子型家族性高胆固醇血症

患者由于其肝脏表面缺乏特异的低密度脂蛋白（LDL）受体，因而治疗非常困难。饮食治疗和大多数降胆固醇药物对这类患者无效。小肠旁路手术也没有效果。由于丙丁酚的降胆固醇作用不依赖LDL受体途径，因而可以中度降低血胆固醇水平，并可以使部分患者的黄色瘤缩小。血浆置换疗法可以选择性地将极低密度脂蛋白—胆固醇和低密度脂蛋白—胆固醇从血液中清除出去，因而适用于这类患者的治疗，这种治疗有助于延缓动脉粥样硬化的形成和发展。

2. 杂合子型家族性高胆固醇血症

其治疗包括两个方面：饮食治疗和药物治疗。这类患者单纯应用胆酸螯合剂、烟酸或他汀类药物，可以降低其血清总胆固醇水平。严重的患者应该采用联合用药，如胆酸螯合剂和烟酸或胆酸螯合剂和他汀类药物。一些研究表明，在饮食治疗的基础上，长期联合应用两种或三种降脂药物，可以抑制动脉粥样硬化的发展或使粥样硬化斑块出现部分的消退。如果患者不能耐受药物治疗，小肠旁路手术有助于降低血清胆固醇水平。

低高密度脂蛋白—胆固醇血症的治疗方法

低HDL-胆固醇血症常见于肥胖、吸烟、缺乏运动的人，因此，对于HDL-胆固醇水平降低者，宜首选非药物治疗，即锻炼身体、戒烟、减肥。运动锻炼可以有效地提高血清HDL-胆固醇水平。其次应治疗引起HDL-胆固醇水平降低的原发疾病，如肾病综合征、糖尿病等。

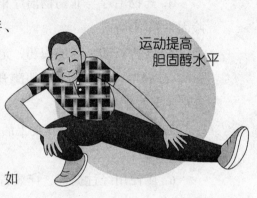

运动提高
胆固醇水平

当冠心病患者低密度脂蛋白—胆固醇水平增高而低HDL-胆固醇血症需采用降脂治疗时，应该选用能升高HDL-胆固醇的药物，例如烟酸，每次0.1～2克，3次/日。烟酸的不良反应较大，如果患者不能耐受烟酸的不良反应，还可以选用他汀类药物，这类药物有轻度升高HDL-胆固醇的作用。

高甘油三酯血症伴有低HDL-胆固醇血症须要治疗时，也应首选烟酸。孤立性低HDL-胆固醇血症伴高血压存在时，不宜选用能降低HDL-胆固醇的药物，如β-受体阻滞剂，而改用不影响HDL-胆固醇水平的药物，如血管紧张素转换酶抑制剂、长效钙拮抗剂。孤立性低HDL-胆固醇血症而无其他血清脂质异常时，不推荐使用升高HDL-胆固醇的药物作为冠心病的一级预防。

 ## 把握降脂药不良反应的治疗原则

1. 对于血脂增高患者，应分清主次、全面兼顾。在降低低密度脂蛋白水平的同时，兼顾降低三酰甘油和升高高密度脂蛋白水平。

2. 对有高危险因素（如冠心病、糖尿病等）患者，应积极地尽早药物治疗。

3. 药物治疗与非药物治疗相结合，调脂疗法与控制其他疾病的危险因素相结合。

4. 坚持长期、合理用药，定期复查血糖、肝功能、心肌酶，对转氨酶升高3倍或有肌痛和心肌酶升高者，应考虑停药，对症状轻微者应在严密监督下维持治疗。

5. 因血脂合成酶类在晚上活跃，每日服1次降脂药者，最好在晚餐后服用。

6. 应使用经过循证、疗效肯定的药物，避免滥用保健品代替有效药物。

降脂药物的不良反应需对症治疗

1. 肝、肾功能损害

偶见肝、肾功能受损，血清转氨酶及碱性磷酸酶活性增高，甚至可见胆汁淤积性黄疸。出现这些反应时要及时停药，停药后可恢复。

2. 胃肠道症状

常见食欲缺乏、恶心和胃部不适等，通常为时短暂，不需停药。在饭后服药，用餐时少喝菜汤，服药时少饮水，都可减轻不良反应。

3. 维生素缺乏症

可适当补充维生素A、维生素D、维生素K及钙和叶酸。

4. 白内障

有条件者，应定期做眼科检查，如有明显异常，应及时减低剂量或停药。

5. 增强华法林等抗凝药的作用

同时服用抗凝药时，应减少服用抗凝剂约30％。

6. 体位性低血压

监测血压，服用降脂药时注意减少降压药剂量。

7. 血糖异常

对于高血脂症并发糖尿病患者应注意调整降血糖药的剂量。

8. 味差及便秘

味差可用调味剂矫正，多进食纤维素可缓解便秘。

9. 肌无力、肌痛

对伴有无法解释的弥漫性肌痛、肌肉触痛或肌无力以及肌酸磷酸激酶明显升高超过正常上限10倍的患者，应考虑肌病的可能，监测肌酶变化，及时停药。

10. 面部潮红、皮肤瘙痒

多数在服药几天后逐渐自行减轻或消失。

11. 妇女、儿童

孕妇、哺乳期妇女及有生育可能的妇女、儿童忌用降脂药物。

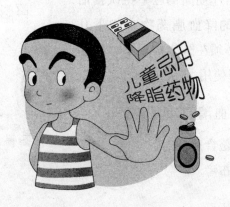

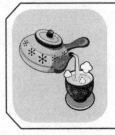

第五节

西药降脂，剂量精确疗效快

中药性慢治本，西药性快治标。如果高血脂的中药疗法长久效果不明显，那么就不得不吃西药啦。市场上降脂药的西药种类繁多，价格也参差不齐。为了使降脂药物收到更好的疗效，下面我们就着重介绍一下高血脂患者常用西药的功效及用法。您在购买时，一定也要看清说明书，找到一种适合您的良药！

 常用的降脂药有哪些种类

高血脂经过严格饮食控制3～6个月后，血脂水平仍明显增高者，特别对于中、老年人和有其他危险因素（例如糖尿病、高血压和有心血管疾病家庭史等）存在者必须给予药物治疗。药物治疗期间仍应坚持饮食治疗。目前常用的降血脂药物有如下几类。药物治疗必须在医生指导下，综合分析病史后选择使用。

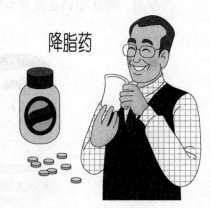

降脂药

1. 仅降低血清TC的药物

（1）胆酸螯合剂。

（2）普罗布考。

2. 主要降低血清TC，兼降低血清TG药物

（1）HMG-CoA还原酶抑制剂（他汀类）。

（2）血脂康。

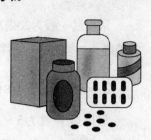

3. 主要降低血清TG，兼降TC的药物

（1）贝特（fibrate）类。

（2）烟酸（nicotinic acid）类。

（3）不饱和脂肪酸（unsaturated fatty acid）。

（4）泛硫乙胺（pantethine）。

4. 只降低血清TG的药物

（1）奥米伽-3（ω-3）脂肪酸；

（2）γ-亚麻酸制剂。

5. 其他药物

右旋糖酐硫酸酯（dextran-sulfate）、谷固醇（β-sitosterol）、藻酸双酯钠、维生素C、维生素B_6等也曾作为调整血脂药物应用。

他汀类药物的特点和作用

三甲基戊二酰辅酶A（HMG-CoA）还原酶抑制剂，即胆固醇生物合成酶抑制剂（他汀类药物），是细胞内胆固醇合成酶，即HMG-CoA还原酶的抑制剂，为目前临床上应用最广泛的一类调脂药物。由于这类药物的英文名称均含有"statin"，故常简称为他汀类。

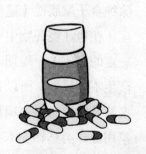

现已有5种他汀类药物可供临床选用：

1. 洛伐他汀 (lovastatin)

常用量一般为20毫克，每晚1次开始，视疗效情况可作增减，常见药物有美降之、罗华宁、洛特、洛之特等，血脂康的主要成分也是洛伐他汀。

2. 辛伐他汀 (simvastatin)

常用量一般为5～10毫克，每晚1次作为起始剂量。常见药物为舒降之、理舒达、京必舒新、泽之浩、苏之、辛可等。

3. 普伐他汀 (pravastatin)

每日10～40毫克，与胆酸螯合剂合用可增加降胆固醇疗效。但必须注意两种药物的用药时间应间隔4小时，以免产生药物吸附作用。常用药有普拉固、美百乐镇。

4. 氟伐他汀 (fluvastatin)

一般推荐的起始剂量为每日20毫克，每晚睡前1次服用。常见药有来适可。

5. 阿托伐他汀 (atorvastatin)

本品起始剂量为每日10毫克，最高剂量每日80毫克，高剂量时可分2次服用。常见药为立普妥、阿乐。

他汀类药物是治疗高胆固醇血症的首选药物。它具有抑制人体合成胆固醇、降低血中甘油三酯浓度的作用。一般的他汀类药物适用于治疗除纯合子家族性（遗传性）高胆固醇血症以外的任何类型的高胆固醇血症（在他汀类药物中唯有辛伐他汀对于纯合子家族性的高胆固醇血症有一定的疗效）。短期内服用他汀类药物较为安全，长期服用此药则容易产生不良反应。所以长期服用此药的患者应定期检查其血丙氨酸氨基转换酶及肌酸激酶等项目。儿童、孕妇、哺乳期的妇女及存在肝脏病变者禁用他汀类药物。本类药不宜与烟酸、贝特类、环孢霉素、雷公藤及环磷酰胺合用，以免引起严重的肌肉及肝、肾功能损害。

贝特类药物

贝特（fibrate）类药物的主要适应证为高甘油三酯血症或以甘油三酯升高为主的混合型高血脂。最早用氯贝丁酯（clofibrate）3～4次/日，每次0.5克，其降血甘油三酯的作用强于降胆固醇，并使HDL增高，且有减少组织胆固醇沉积、降低血小板黏附性、增加纤维蛋白溶解活性和减低纤维蛋白原浓度，从而有抑制血凝的作用；与抗凝剂合用时，要注意重新调整抗凝剂的剂量。少数患者有胃肠道反应、皮肤发痒和荨麻疹，以及一时性血清转氨酶增高和肾功能改变，宜定期检查肝、肾功能。长期应用胆石症发病率增高。现已为同类新制剂所取代，如非诺贝特（fenofibrate）3次/日，每次100毫克，益多酯（etofylline clofibrate）2～3次/天，每次250毫克，吉非贝齐（gemfibrozil）2次/日，每次600毫克，苯扎贝特（bezafibrate）3次/日，每次200毫克。环丙贝特（ciprofibrate）1次/日，每次50～100毫克等。这些药物可有效降低甘油三酯22%～43%，而降低血清TC仅为6%～15%，且有不同程度升高高密度脂蛋白的作用。该药常见的不良反应为胃肠反应、恶心、腹泻，严重者可导致肝损害。

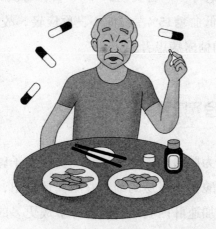

贝特类药物

烟酸类药物

烟酸类药物能抑制脂肪组织中的脂解作用并降低血浆中的游离脂肪酸浓度，可阻碍肝脏利用CoA合成胆固醇和减少VLDL的合成，也可促进胆固醇随胆汁的排出，激活LPL的活性而加速CM的降解代谢等途径而调节异常血脂。烟酸类药物属B族维生素，当用量超过其作为维生素作用的剂量时，可有明显的降脂作用。该类药物的适用范围较广，可用于除纯合子型家族性高胆固醇血症及Ⅰ型高脂蛋白血症以外的任何类型高血脂。作为降血脂药，烟酸用量较大，每日3～6克，所以副反应也较多。开始服用时100毫克，每日3次，饭后服用，每3～7天逐渐增加剂量。第一个月内每日不超过2.5克，第二个月不超过5克，第三个月不超过7.5克。

可降低血清TC 10%、TG 26%、LDL-C 20%～35%，并升高HDL-C 10%～20%，调节血脂作用呈剂量依赖性。不良反应有面部潮红、皮肤瘙痒和胃部不适。饭后服药，用餐时少喝菜汤，服药时少饮水等措施可减轻不良反应。皮肤潮红也可服小剂量阿司匹林对抗。少见的有血尿酸升高及痛风发作、皮疹、糖耐量异常、消化性溃疡、药物性肝炎、黑棘皮病等。阿昔莫司2～3次/日，每次0.25克。作用与烟酸相似，它也可降低血糖15%左右而不良反应轻，故多用于血清TG升高和HDL-C低下的糖尿病患者。

胆酸螯合剂药物

这类药物也称为胆酸隔置剂。这是一类阴离子碱性树脂，在肠道不被吸收却能与胆酸呈不可逆的结合并随粪便排出，使肠道胆汁酸回吸收减少，一方面加速肝内利用胆固醇降解成更多的胆汁酸，另一方面也使肠道吸收胆固醇减少，从而降低了体内胆固醇水平；这样通过反馈调节增强了肝细胞表面LDL受体活性，摄取更多的LDL进行分解代谢。这类药物可使血清TC降低20%～30%，HDL-C也有不等程度的升高，适合于除纯合子家族性高胆固醇症以外的任何类型的高胆固醇血症患者。

常用药物有消胆胺、降胆宁、考来烯胺。消胆胺16～24克/日，分2剂；降胆宁20～30克/日，分2剂；考来烯胺，每次4～5克，2～4次/日。有不良反应者可从小剂量开始。主要的不良反应有味道欠佳和便秘、腹胀，可干扰叶酸、地戈辛、华法林、苯氧芳酸类调脂药物、脂溶性维生素、普罗布考等从肠道的吸收，个别患者可引起严重腹痛。此外，该药可增加VLDL的分泌，导致血清TG升高。考来替泊，每次10克，2次/日，疗效和不良反应与考来烯胺相似。

不饱和脂肪酸药物

鱼油含有大量的ω-3不饱和脂肪酸、廿二碳六烯酸（docosahexaenoic acid，DHA）；植物油含有较多ω-6不饱和脂肪酸、亚油酸（linoleic acid）。它们可抑制脂质在小肠的吸收和胆汁酸的再吸收，可能抑制肝脏脂质和脂蛋白合成，促进胆固醇从粪便中排出。有降低血清甘油三酯、VLDL、胆固醇、LDL和增高HDL的作用，尚可抑制血小板功能、减少血栓形成。可用海鱼油制剂2次/日，每次5～10克；多烯康丸3次/日，每次1.8克；亚油酸丸，3次/日，每次300毫克。其他尚有月见草油、橡胶种子油等。然而不饱和脂肪酸极易氧化形成致动脉粥样硬化物质，并有胃肠道反应，因此宜慎用。

降脂必知的常用药物

患了血脂异常症，第一步要做的是饮食疗法和生活调节。然而，这一点虽然十分重要，但不是每一位患者都能长期坚持，而且其调脂作用也仅对10%左右的患者奏效。所以，对改善生活方式无效的患者，服用调脂药便成了他们的必由之路。

面对目前日益增多的血脂调节药物，如何根据病情特点进行选择？应该注意什么？现列举一些常用药物：

1. 舒降之片（通用名：辛伐他汀）

（1）药理作用：辛伐他汀为甲基羟戊二酰辅酶A（HMG-CoA）还原酶抑制剂，抑制内源性胆固醇的合成，为降脂药物。本品有降低血清、肝脏、主动脉中总胆固醇（TC）的含量、降低高胆固醇血症兔的极低密度脂蛋白—胆固醇（VLDL-C）、低密度脂蛋白—胆固醇（LDL-C）和甘油三酯（TG）水平以及升高高密度脂蛋白—胆固醇（HDL-C）的作用。

（2）适应证：高血脂对于原发性高胆固醇血症包括杂合子家族性高胆固醇血症、高血脂或混合性高血脂患者，当饮食控制及其他非药物治疗不理想时，结合饮食控制，本药可用于降低升高的总胆固醇、低密度脂蛋白-胆固醇、载脂蛋白B、甘油三酯，且可升高高密度脂蛋白-胆固醇。对于纯合子家族性高胆固醇血症患者，结合饮食控制及非饮食疗法，本药可用于降低升高的总胆固醇、低密度脂蛋白—胆固醇和载脂蛋白B。

（3）用法用量：患者接受本药治疗之前，应接受标准降胆固醇饮食，并在治疗过程中继续维持。建议起始剂量为20毫克/日，晚间1次顿服。对于只需中度降低低密度脂蛋白—胆固醇的患者，起始剂量为10毫克/日。对于同时服用环孢素、贝特类或烟酸类药物，以及严重肾功能不全者的患者，其推荐剂量如下：推荐剂量范围为5～80毫克/日，晚间1次顿服，所用剂量应根据基础低密度脂蛋白—胆固醇水平、推荐的治疗目标和患者反应进行个体化调整，调整剂量应间隔4周或以上。

应定期监测胆固醇水平，当低密度脂蛋白—胆固醇水平降至75毫克

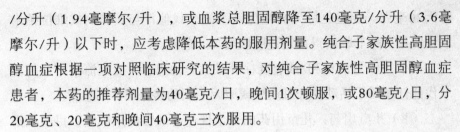

/分升（1.94毫摩尔/升），或血浆总胆固醇降至140毫克/分升（3.6毫摩尔/升）以下时，应考虑降低本药的服用剂量。纯合子家族性高胆固醇血症根据一项对照临床研究的结果，对纯合子家族性高胆固醇血症患者，本药的推荐剂量为40毫克/日，晚间1次顿服，或80毫克/日，分20毫克、20毫克和晚间40毫克三次服用。

（4）协同治疗：本药单独应用或与胆酸螯合剂协同应用时均有效。

（5）不良反应：本药的一般耐受性良好，大部分不良反应轻微且为一过性。不良反应有：恶心、腹泻、皮疹、消化不良、瘙痒、脱发、晕眩、肌肉痉挛、肌痛、胰腺炎、感觉异常、外周神经病变、呕吐和贫血，极少发生横纹肌溶解和肝炎（黄疸）。

（6）禁忌证：对本药任何成分过敏者，活动性肝炎或无法解释的血清转氨酶持续升高者，怀孕或哺乳期妇女禁用。

（7）注意事项：肌病（横纹肌溶解），和其他HMG-CoA还原酶抑制剂一样，辛伐他汀偶尔能引起肌病，表现为肌肉痛、触痛或乏力，并伴随肌酸激酶（CK）升高，超过正常上限的10倍。肌病有时形成横纹肌溶解，伴有或不伴有继发于肌红蛋白尿症的急性肾衰，由此发生的致命性事件极少。血浆中HMG-CoA还原酶抑制剂水平很高时，肌病的危险增加。

使用辛伐他汀时，要避免同时应用伊曲康唑、酮康唑、红霉素、克拉霉素、HIV蛋白酶抑制剂或奈法唑酮。如果不可避免地与伊曲康唑、酮康唑、红霉素、克拉霉素同用，在这些药物治疗期间要暂停辛伐他汀的应用。

同时服用环孢素、吉非贝齐、其他贝特类，或降脂剂量的烟酸（≥每天1克）的患者，辛伐他汀的剂量不能超过每天10毫克。应避免辛伐他汀与贝特类或烟酸联合应用，除非进一步改变脂质水平的得益超过药物联合应用所增加的危险。

与胺碘酮或维拉帕米联合应用的患者，辛伐他汀的剂量不应超过每天20毫克。要避免每天20毫克以上的辛伐他汀与胺碘酮或维拉帕米联合应用，除非临床得益超过肌病增加的危险。

对饮用大量酒精和/或有既往肝脏病史的患者，应谨慎使用该药。辛伐他汀禁用于活动性肝脏疾病或原因不明的转氨酶升高患者。

（8）儿童用药：儿童用药的安全性和有效性尚未确定。目前不推荐儿童服用本药。

（9）老年患者用药：在老年患者（>65岁）应用辛伐他汀的对照临床试验中，其降低总胆固醇和低密度脂蛋白—胆固醇的效果与其他人群的结果相似，不良反应和实验室检查异常的发生率亦无明显增多。

2. 力平之胶囊（通用名：非诺贝特胶囊）

（1）适应证：用于治疗成人饮食控制疗法效果不理想的高胆固醇血症，内源性高甘油三酯血症，单纯型和混合型。特别是饮食控制后血中胆固醇仍然持续升高，或是有其他并发的危险因素时。

（2）用法用量：配合饮食控制，该药可长期服用，并应定期检测疗效。200毫克的力平之微粒化胶囊每日仅需服用一粒，与餐同服。

在服药过程中应继续控制饮食。

当胆固醇的水平正常时，建议减少剂量。

（3）不良反应：与其他贝特类药物合用时，有报道出现过肌肉功能失调（弥散性疼痛、触痛感、肌无力）和少见的横纹肌溶解症。这些不良反应大多在停药后可逆转。其他较少发生、中等程度的不良反应也有报道：胃或肠道消化功能失调，如消化不良；转氨酶升高；偶见过敏性肌肤反应，如皮疹瘙痒、荨麻疹，或光敏反应。

（4）禁忌：对非诺贝特过敏者禁用；肝功能不全者；肾功能不全者；与其他贝特类药物合用。

该药通常不建议与HMG-CoA还原酶抑制剂联合使用。

（5）使用注意事项：如果在服用几个月（3~6个月）后，血脂未得到有效改善，应考虑补充治疗和采用其他方法治疗。

一些患者可能会出现转氨酶升高，通常为一过性的。就目前所知，有以下两种情况：

a. 在治疗的最初12个月，每隔3个月检查转氨酶浓度。

b. 当ASAT和ALAT升高至正常值的3倍以上时，应停止治疗。

在与口服抗凝剂合用时应密切监测凝血酶原的浓度。

（6）儿童禁用。

（7）孕妇及哺乳期妇女用药：贝特类药物不用于孕妇，但通过饮食控制不能有效降低高甘油三酯（>10克/升）而增加母体患急性胰腺炎危险的情况时除外。

（8）哺乳期禁用。

（9）老年患者用药：推荐使用普通成人剂量，如有肾功能损害可以减少剂量。

3. 益平（通用名：阿昔莫司胶囊）

性状： 本品为烟酸类调脂药，为胶囊剂，内容物为白色或类白色粉末。

（1）适应证：本品可用于治疗高甘油三酯血症（Ⅳ型）、高胆固醇血症（Ⅱa型）、高甘油三酯合并高胆固醇血症（Ⅱb型）。

（2）用法用量：推荐剂量为一次1粒，一日2～3次，进餐时或餐后服用，较低剂量用于Ⅳ型高甘油三酯血症，较高剂量用于Ⅱa及Ⅱb型高胆固醇血症。通常在服药治疗一个月内，血脂状况即有改善。国外文献报道，长期服用的每日安全剂量可达1200毫克。

（3）不良反应：本品在治疗初期可引起皮肤血管扩张，提高对热的敏感性，如面部潮热或肢体瘙痒，这些症状通常在治疗后几天内消失，不需停药。偶有中度胃肠道反应（胃灼热感、上腹隐痛、恶心、腹泻、眼干和荨麻疹）及头痛的报道。极少数患者有局部或全身过敏反应（如皮疹、荨麻疹、斑丘疹、唇水肿、哮喘样呼吸困难、低血压等）应立即停药并对症处理。

（4）禁忌：对本品过敏及消化道溃疡者、孕妇、哺乳期妇女、儿童禁用。

（5）注意事项：

① 在使用本品治疗之前，应先采取低胆固醇饮食、低脂肪饮食和停止酗酒的治疗措施。

② 肾功能不全患者根据肌酐清除率数据减低剂量：

当肌酐清除率为60～30毫升/分钟时，服用此药的剂量为每日2次，每次150毫克；

当肌酐清除率为30～10毫升/分钟时，服用此药的剂量为每日1次，每次150毫克；

当肌酐清除率为＜10毫升/分钟时，服用此药的剂量为隔日1次，每次150毫克；

③ 同服考来烯胺时，不会影响本品的吸收。

④ 对需长期服用本品者，应定期做血脂及肝、肾功能检查。

4. 益多酯（通用名：益多酯胶囊）

（1）药理：本品属氯贝丁酸衍生物类（贝特类）血脂调节药，其降血脂作用机制尚未完全明了，可能通过降低肝微粒体中的CAMP含量，提高脂蛋白脂酶活性，使脂蛋白中脂质分解。实验与临床研究证明本品降低血胆固醇及甘油三酯，增加血高密度脂蛋白。此外，本品尚有抗血小板聚集和抗血栓作用及降低血尿酸作用。

（2）适应证：用于治疗成人饮食控制疗法效果不理想的高血脂，其降甘油三酯作用强于降胆固醇作用。

（3）用法用量：本品宜在餐后或餐时口服，服用本品3个月后如无效，应停用本品。成人常用量：口服一次0.25克，一日2次，随治疗反应可增加至一次0.25克，一日3次。如合并高尿酸血症，可开始时一次0.25克，每日3次。治疗后血脂正常，可改用一次0.25克，每日2次维持。

（4）不良反应：

① 最常见的不良反应为胃肠道不适，如消化不良、恶心、饱胀感、胃部不适等，其他较少见的不良反应还有头痛、头晕、乏力、皮疹、瘙痒、阳痿、贫血及白细胞减少等，个别病例有血氨基转移酶

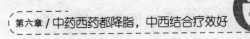

升高。

② 本品属氯贝丁酸衍生物，有可能引起肌炎、肌病和横纹肌溶解综合征，导致血肌酸磷酸激酶升高；发生横纹肌溶解，主要表现为肌痛合并血肌酸磷酸激酶升高、肌红蛋白尿，并可导致肾衰，但较罕见；在患有肾病综合征及其他肾损害而导致血白蛋白减少的患者或甲状腺功能亢进的患者，发生肌病的危险性增加。

③ 本品有增加患胆石症的危险；氯贝丁酸衍生物类可从三个方面影响类固醇的代谢，它们可抑制胆固醇的合成，抑制胆汁酸的合成，加强胆固醇从胆汁中的排泄，后两个因素可使胆汁中的胆固醇饱和度增加，因此可能导致某些患者形成胆结石，但同时还可能存在其他影响因素。

（5）禁忌证：

① 对益多酯过敏的患者禁用。

② 肝功能不全或原发性胆汁性肝硬化的患者禁用，本品可促进胆固醇排泄增多，使原已较高的胆固醇水平增加。

③ 严重肾功能不全患者禁用，因为肾功能不全的患者服用本品有可能导致横纹肌溶解和严重高血钾；肾病综合征引起血白蛋白减少的患者禁用，因其发生肌病的危险性增加。

④ 患胆囊疾病、胆石症者禁用，本品可使胆囊疾患症状加剧而需要手术。

⑤ 孕妇及哺乳期妇女不宜服用本品。

（6）注意事项：

① 本品治疗期间应定期检查血脂、肝肾功能、血细胞计数、血肌酸磷酸激酶。

② 如果临床有可疑的肌病的症状（如肌痛、触痛、乏力等）或血肌酸磷酸激酶显著升高，则应停药。

③ 在服用本品之前，应尽量先采用饮食疗法、锻炼和减肥，以及控制糖尿病和甲状腺功能减退等方法来控制血脂水平，无效时再使用

药物治疗。

（7）儿童用药：儿童服用本品的研究尚不充分，应用时须权衡利弊。

（8）老年患者用药：老年人应根据肝、肾功能状态调节用药剂量。

（9）药物相互作用：

① 氯贝丁酸衍生物与HMG-CoA还原酶抑制剂，如普伐他汀、辛伐他汀等合用治疗高血脂，将增加两者严重肌肉毒性发生的危险，应尽量避免联合使用。

② 本品与其他高蛋白结合率的药物合用时，也可将它们从蛋白结合位点上替换下来，导致其作用加强，如甲苯磺丁脲及其他磺脲类降糖药、苯妥英、呋塞米等，在降血脂治疗期间服用上述药物，则应调整降糖药及其他药的剂量。

③ 本品与免疫抑制剂，如环孢素合用时，可增加后者的血药浓度和肾毒性。本品与其他有肾毒性的药物合用时也应注意。

④ 本品含茶碱，与茶碱同用时应注意反应。

5. 考来烯胺散（消胆胺）

（1）药理：在小肠内与胆酸结合，形成不溶性化合物阻止其重吸收，而随粪便排泄。与胆汁酸在小肠中结合后导致胆汁酸在肝内合成的增加，由于胆汁酸的合成是以胆固醇为底物，使得肝内胆固醇减少，从而使肝脏低密度脂蛋白受体活性增加而去除血浆中低密度脂蛋白。本品增加肝脏极低密度脂蛋白的合成，从而增加血浆中甘油三酯的浓度，特别是高甘油三酯血症者。本品降低血清中的胆酸，可缓解因胆酸过多而沉积于皮肤所致的瘙痒。本品增加大鼠在服用强致癌物时的小肠肿瘤的发生率。

（2）适应证：本品可用于Ⅱa型高血脂、高胆固醇血症。本品降低血浆总胆固醇和低密度脂蛋白浓度，对血清甘油三酯浓度无影响或使之轻度升高，因此，对单纯甘油三酯升高者无效，还可用于胆管不完全阻塞所致的瘙痒。

（3）用法用量：成人剂量口服：维持量，每日2～24克（无水考来烯胺），用于止痒为16克（无水考来烯胺），分3次于饭前服或与饮料拌匀服用。 小儿剂量口服：用于降血脂，初始剂量，每日4克（无水考来烯胺），分2次服用，维持剂量为每日2～24克（无水考来烯胺），分2次或多次服用。

（4）不良反应：多发生于服用大剂量及超过60岁的患者。有报道，长期服用本品偶尔可致骨质疏松。

较常见的有：便秘（通常程度较轻，短暂性，但可能很严重，可引起肠梗阻）、胃灼热感、消化不良、恶心、呕吐、胃痛。

较少见的有：胆石症、胰腺炎、胃肠出血或胃溃疡、脂肪泻或吸收不良综合征、嗳气、肿胀、眩晕、头痛。

（5）禁忌证：

对考来烯胺过敏的患者禁用。

胆道完全闭塞的患者禁用。

（6）注意事项：

① 便秘患者慎用。

② 合并甲状腺功能减退症、糖尿病、肾病、血蛋白异常或阻塞性肝病患者，服用同时应对上述疾病进行治疗。

③ 长期服用应注意出血倾向；年轻患者用较大剂量易产生高氯性酸中毒。

④ 长期服用同时应补充脂溶性维生素（以肠道外给药途径为佳）。

⑤ 对孕妇的影响还缺乏具体研究。本品口服后几乎完全不被吸收，但可能影响孕妇对维生素及其他营养物质的吸收，对胎儿产生不良作用。

⑥ 对哺乳婴儿的影响尚缺乏具体研究。本品口服后几乎完全不被吸收，但可能影响乳母对维生素及其他营养物质的吸收，对乳儿产生不利影响。

⑦ 由于考来烯胺是离子交换树脂的氯化物形式，因此长期使用后

可造成血氯过多酸中毒，特别是对儿童。有报道患高氯血的儿童服用本品可导致血叶酸浓度下降，建议在治疗期间补充叶酸。

（7）药物相互作用：考来烯胺可延缓或降低其他与之同服的药物的吸收，特别是酸性药物，减少了肝肠循环。这些药物包括：噻嗪类利尿药、普萘洛尔、地高辛和其他生物碱类药物、洛哌丁胺、保泰松、巴比妥酸盐类、雌激素、孕激素、甲状腺激素、华法林及某些抗生素，为避免药物相互作用的发生，可在本品服用前1小时或服用后4～6小时再服用其他药物。

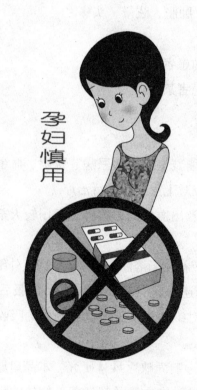

孕妇慎用

第七章 ▶▶▶

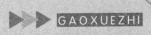

GAOXUEZHI

JUJIA TIAOYANG BAOJIAN BAIKE

日常保健，不可忽视的调脂细节

高血脂，人体健康的隐蔽杀手！如何降血脂呢？专家普遍认为，科学降脂，绝不能仅靠药物、饮食控制、运动疗法等多方面结合疗法，还要靠生活细节的点滴把握。比如，高血脂患者戒烟、有规律排便、按时睡觉均势在必行。不难看出，患者要控制血脂过高、养生爱好者要远离高血脂都应该有所为有所不为。简而言之，宜则行，弊则禁。

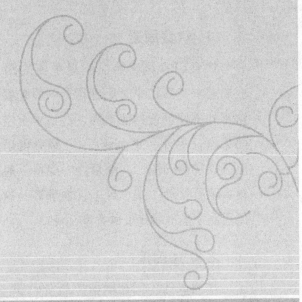

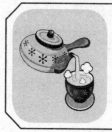

第一节

适时监测，血脂平稳保健康

对于高血脂一定要做到早发现早治疗。可是对于高血脂你了解多少呢？你知道怎样进行血脂检验吗？哪些因素会影响检查结果的准确性？最佳的验血时间是在什么时间？等等，这些你都会在本节找到答案的。

 血检结果需重视，这些家伙易"搞鬼"

1.饮食因素

饮食因素是影响血脂最主要的因素，查血脂要求空腹12小时后进行，一般晚餐后，除饮水外不要进食其他食物，次日早上空腹在医院采血。另外，采血前后4天避免食用过量高脂肪、高胆固醇、高糖食物，保持一般清淡饮食，不要饮酒、茶、可乐、咖啡等，这样测定的血脂才能准确地反映血脂水平。

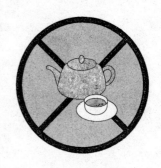

2.生理因素

激烈运动、剧烈情绪波动及妇女经期、妊娠期等生理状况均可影响血脂检测结果，检测血脂时应避免此类因素。

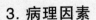

3.病理因素

近期内发生过急性心肌梗死、脑卒中和重大创伤等导致机体处于应激状态，均可使血脂水平发生波动，这时就要在医生指导下决定血脂测定时间。

4.药物因素

大剂量氢氯噻嗪可升高血总胆固醇和三酰甘油；普照萘洛尔（心得安）β-受体阻滞剂等服用超过3个月，可使三酰甘油升高，超过1年还可使血胆固醇和低密度脂蛋白升高；苯妥英钠服用3~6个月后可使总胆固醇增高；氯丙嗪服用9周后，可使血三酰甘油及总胆固醇升高；长期口服避孕药可引起三酰甘油、总胆固醇、低密度脂蛋白升高。

出现这些体表症状，一定要做血脂检查

有人害怕抽血，希望不抽血也能查出血脂异常。虽然血脂不正常一般从外表是看不出来的，但是有些征象还是可能提供某些诊断线索，它们包括：

（1）身体某些部位出现了黄色、橘黄色或棕红色的结节、斑块或疹子，医学上称之为"黄色瘤"。这些结节或疹子可出现在脚后跟、手背、臀部及肘、膝、指关节等处，有的可表现为手掌部的黄色或橘黄色线条状条纹。如出现上述表现，多提示有家族遗传性的高血脂，往往高血脂比较严重，应予以高度重视。不过，眼皮周围（最常出现在上眼皮的内侧）的橘黄色略高出皮面的扁平黄色瘤，也可见于血脂正常的人。

（2）眼睛的某些改变有时也能提示血脂异常。如在40岁以下的人中，眼睛上出现了"老年环"，表现为黑眼珠周围出现一圈白色的环状改变，往往提示家族遗传性高胆固醇血症的可能。此外，在眼科进行眼底检查中发现，小动脉上有脂质沉积引起的光散射时，常常是严

重甘油三酯血症的表现。

（3）有冠心病、脑卒中（中风）、高血压、糖尿病的患者或体型较肥胖者，可能同时合并有血脂异常，应常规进行血脂检查。

（4）家族中尤其是直系亲属中，有较早（男性45岁以前、女性55岁以前）患冠心病特别是心肌梗死的患者时，可能有家族遗传性的血脂异常，也应注意对其他家庭成员的血脂进行检查。

 ## 不可小觑的空腹抽血化验

在抽血化验血脂前，医生通常会问你：吃过东西没有？这并不是中国人相互见面时的一句习惯性问候，而是决定着你能否马上抽血化验血脂的关键，如果你12小时内吃过东西，需要等到第二天才能抽血。这是为什么呢？

通常情况下，血脂化验要求抽空腹血。空腹血是指禁食12～14小时后所抽的静脉血，因此抽血化验血脂的前一天晚上8点后除了可以喝少量白开水外，不能吃其他任何东西，于次日早上8点到10点抽血化验血脂。

因为一个人餐后几小时内，其血清脂质和脂蛋白的成分和含量会发生变化。如果进食脂类食物，则血液可出现乳糜微粒，同时甘油三酯含量也可显著增高。这是一种正常的生理现象，是由于血液中脂蛋白脂酶还来不及对脂类彻底水解的缘故。此时抽取的血液相当浑浊，测定血清甘油三酯浓度可为空腹时的数倍乃至数十倍，此种现象可持续6～8小时。除乳糜微粒和甘油三酯含量增高外，其他脂质和脂蛋白成分也有变化，一直到12小时以后才慢慢地恢复到原来空腹的基础水平。进食碳水化合物，如米饭、馒头、糕点等，也可引起脂质和脂蛋白含量的变化，但变化的程度不像脂肪那么明显。所以要使检查比较准确，一定要做到抽血检查时已保持空腹12小时以上。

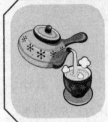

第二节

指压疗法，小手指大本领

指压疗法是指按压人体腧穴部位，以刺激经络、脏腑，达到防治相关疾病的一种传统简便的外治方法。通过大量的临床和实验观察，运用指压疗法刺激人体体表特定穴位可以发挥相应的经络作用，可促使血脉流畅，血脂降低。

 ## 指压疗法：祛除痰浊内阻降血脂

指压疗法是指按压人体腧穴部位，以刺激经络、脏腑，达到防治相关疾病的一种传统简便的外治方法。

血脉中血脂过高则为痰浊。痰浊内阻则血脉不畅、气滞血淤、痰阻脉络，易使经络气血运行失常。通过大量的临床和实验观察，运用指压疗法刺激人体体表一定穴位而发挥相应经络的作用，可促使血脉流畅，血脂降低。有学者认为，指压疗法属于神经反射疗法之一，指压造成的刺激，可通过穴位内的神经末梢向中枢传导，从而引起体内神经系统产生一系列的调节作用。还有人认为，指压可能调整了内分泌系统以及调整了多种酶和激素的功能，或由体表经体液管径传入相应的脏器而发挥作用。虽然指压降低血脂的作用机制尚未完全清楚，还有待深入探究，但来自临床研究的肯定效果已激起了研究人员的关注，从而又为我们防治高血脂提供了更多的有效防治措施。

指压疗法的常用手法

指压疗法中，是以指"压"为基础，并延伸有扪压法、捏压法、切压法、揉压法以及点冲法、叩法、循法等多种操作方法。其中，扪压法、捏压法、切压法、揉压法所占的对应比分别为：89.13%、36.96%、28.26%、28.26%，现将以上四种操作方法及其功能要点分别介绍如下：

1. 扪压法

扪压法是指用手指指端在选穴上较重按压的一种方法。扪压法可用单指（一般是用拇指或中指的指端在穴位上进行扪按）来操作，称为单指扪压法；用双指（即双手的单指并用）来操作，称为双指扪压法。

单指扪压法常用于腹、背部及四肢部穴位，如中脘、合谷、足三里等穴；双指扪压法常用于头面颈项、腹部、背部穴位，如风池、阳白、太阳、四白、天枢及背俞穴等。

扪按时，指端紧紧按压皮肤及皮下组织，通过指端将扪按时产

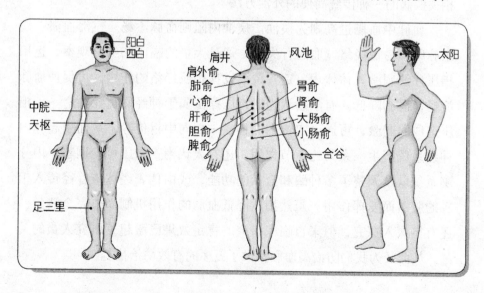

生的作用力深入渗透到穴位深处，使患者产生酸、麻、重、胀、热、蚁行、微痛等感觉，与针灸时产生的"得气"感有部分相似。扣压法在操作中应根据患者的体质、年龄、病情等不同而施以不同的压力，以产生"得气"感作为压力适度的标准。扣压法的操作时间较长，每个穴位一般应扣按数分钟左右，具体操作时还应根据病情、病程、主穴、配穴及部位的不同，采取灵活变通的方法进行治疗。

扣压法适用的穴位较多，且以肌肉丰厚及部位平坦处的穴位最为常用，由于一般用力较重，机体受到的刺激量亦较大，所以扣压法具有行气活血、消积导滞、化淤破结、通经舒络、调整脏腑等诸多功能。

2. 捏压法

捏压法是指用两个手指对称用力捏压穴位的一种操作方法，它具有活血化淤、通络导滞、行气止痛、调整脏腑等功能。

捏压法多用于四肢部穴位，如曲池、合谷、外关、内关、太溪、太冲等穴。

捏压操作时，既可用拇、示（食）两指，也可用拇、中两指。一

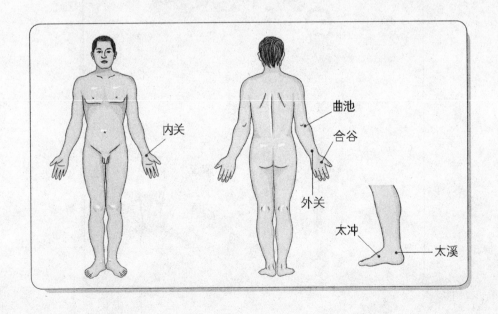

般以拇指指端按压在某一穴位上，食指或中指置于该穴的上下方或左右方相对应处，两指同时对称用力捏压。若想同时捏压两个穴位，则食指或中指的指端必须准确按压在另一穴位上，这时便可同时刺激两个穴位。

捏压法也能与揉压法配合运用，其作用基本和扪压法配合揉压法相似。捏压法和扪压法配合使用时，若先使用扪压法后使用捏压法，多为用扪压法时患者的反应较弱或不能得气，故加用捏压法来增强反应；若先用捏压法后用扪压法，则多是利用捏压法使患者先得气，得气后又希望减少刺激量，这时运用扪压法就能恰到好处，刺激量较适中。捏压操作时，一般每穴捏压以2~5分钟为宜。

3. 切压法

切压法是指用拇指、食指或中指指甲切按穴位的一种操作方法，俗称爪切法。切压法多用于头面、手足部及皮肉浅薄处的穴位，如高血脂中，中医分型选穴诊治的内关、解溪、内庭等。切压法具有导滞通络、镇痛消炎等功效。

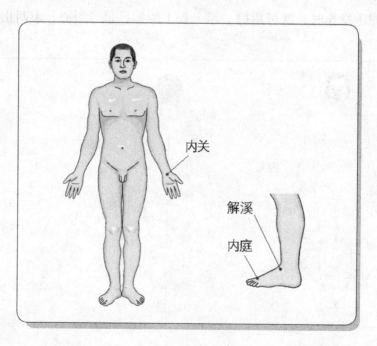

内关

解溪

内庭

切按时，用力须轻柔缓慢，逐渐加大切压力，以患者能耐受为度。切压法既可单手爪切，也可双手爪切，但切按时应尽量避免切压处产生疼痛，如确需加大刺激量者，可在穴位上反复切按多次，不断积累刺激量。

切压法一般用于热证和实证，而寒证和虚证较少使用。切压法多单独使用，有时也可与捏压、扣压、揉压等法配合使用，以增强治疗作用。

4. 揉压法

揉压法是指用手指的末端在穴位上做环形揉按的一种操作方法。

揉压操作时，指端压在穴位的中心点上，且以穴位中心为圆心做环形揉转。医者手指的末端不可离开被压穴位的皮肤，手指犹如"吸附"在穴位上，连同皮肤及皮下组织做小范围转动。

揉压法中，以揉转1圈为1次，揉按频率可快可慢，一般以每分钟60次为宜，每次揉按2～3分钟。由于病情不同，揉按的频率及每次揉按的时间均不同，并且，还与所选穴位在治病处方中所处的地位有关，主穴揉按的时间应长些，而配穴揉按的时间相对较短些。揉按穴位的面积一般以穴位点为圆心、直径1.5厘米左右为宜。

揉压法可用中指或拇指来操作：

①中指揉压法：使用中指揉按时，中指伸直，食指和无名指指端抵住中指远端指关节附近，拇指指端抵住中指远端指关节的掌面，这种揉压法姿势可在左、右、内三面加强中指的力量，中指指端则抵于穴位处。

②拇指揉压法：使用拇指作揉按时，拇指伸直，其余四指屈曲，四指尖微屈向掌心，指掌空虚，作握空拳状。或可将其余四指伸直，拇指抵住所选需揉压的穴位上。

揉压法的刺激强度是较轻的一种，单就揉压法本身而言，在其操作中还有轻、较轻、中、较重、重等程度之分。一般来说，轻症、表证或者老幼及体弱者手法宜轻或较轻；重症、里证或者青壮年及体壮者手法宜较重或重；病情轻重、表里不明显及体质一般者手法可用中等强度。不仅揉压法如此，其他各种指压手法均可按此标准进行轻重不同的操作。

温馨提示

揉压法轻柔舒缓，具有协调脏腑、经络的功能，可活络舒筋，行气活血，消积导滞，通经散淤，若与扣压法、捏压法等适度合用，疗效能得到较大的提高。

点冲法、叩法、循法等在高血脂的指压疗法中，实际运用较少，可参考有关书籍。

指压降脂，要辨证施治

1. 脾虚湿盛型

临床表现： 面色淡黄，体型丰满，四肢倦怠，头身沉重，眼睑虚浮，或下肢水肿，腹胀食少，咳嗽有痰，大便溏不成形，舌质淡，苔白腻或白滑，脉滑。

取穴： 太渊、肺俞、脾俞、丰隆。

配穴： 胃俞、足三里、阴陵泉、列缺。

具体做法： 用两手手拇指按压太渊、肺俞、脾俞、丰隆穴，左右两侧各1~3分钟，力度稍重，以有酸痛感为宜，再用手拇指指尖点压刺激胃俞、足三里、阴陵泉、列缺等穴，力度稍重，左右两侧各1~3分钟，以有气感为宜，理中降逆，通调血脉，止咳祛痰，长期坚持能调补心肺，促进血液循环。

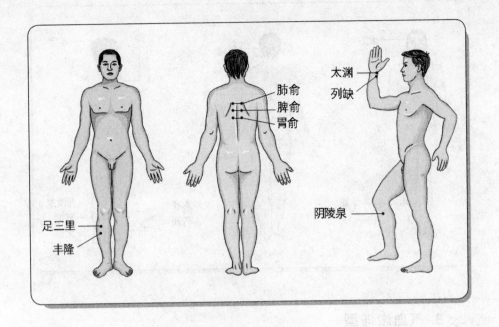

肺俞
脾俞
胃俞

太渊
列缺

阴陵泉

足三里
丰隆

2. 阴虚阳亢型

临床表现：头晕目眩，耳鸣，失眠多梦，肢体麻木，口渴，舌质红，苔黄，脉弦。

取穴：太冲、太阳、风池、太溪、肝俞、肾俞。

配穴：百会、行间、复溜、丰隆、阳陵泉。

具体做法：用手指指腹垂直按压太冲、太阳、风池、太溪、肝俞、肾俞、百会、行间、复溜、丰隆、阳陵泉等穴，做环状运动，每穴1～3分钟，力度稍重，以感到酸胀为宜。长期坚持按摩，能疏肝养血，平肝泄热，清利下焦，缓解头晕目眩、失眠多梦、肢体麻木等不适，调治高血脂、高血压，促进新陈代谢。

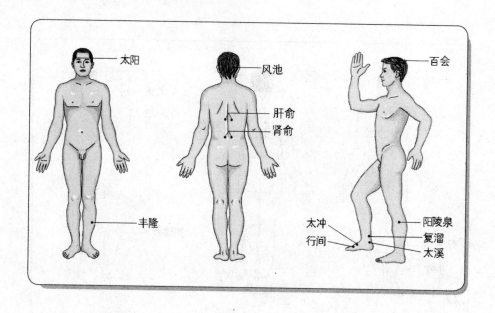

3.气血淤滞型

临床表现：胸闷气短，或见心前区疼痛，胸闷不舒，舌质紫暗有淤点或淤斑，脉弦。

取穴：合谷、曲池、外关、肩髃、地仓、颊车、环跳、阳陵泉、足三里、解溪。

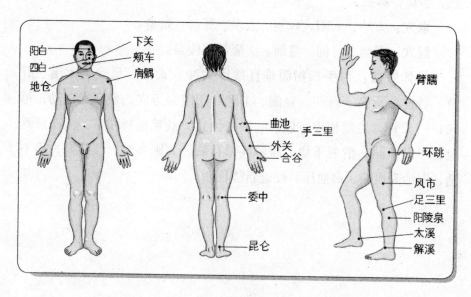

配穴：手三里、臂臑、风市、昆仑、委中、太溪、下关、阳白、四白。

具体做法： 用手指指腹捏揉合谷、外关、曲池、手三里、风市、昆仑、委中、太溪等穴，再用手指指尖点压肩髃、地仓、颊车、环跳、阳陵泉、足三里、解溪、下关、阳白、四白等穴，每穴1～3分钟，力度适中，以有酸胀感为宜。长期坚持通经活络，活血化淤，清利头目，治疗气血淤滞型高血脂症。

4.肝肾阴虚型

临床表现： 年老体迈，眩晕耳鸣，消瘦口干，腰膝酸软，肢体麻木，舌红少苔或无苔，脉细弱。

取穴： 太冲、太溪、肝俞、肾俞、三阴交、百会。

配穴： 内关、行间、心俞、足三里。

具体做法： 用手拇指、中指、食指揉按太冲、太溪、肝俞、三阴交、百会、内关、行间、心俞、足三里等穴，做环状运动，每穴1～3分钟，力度适中，以感到有酸胀感为宜。长期坚持按摩可强腰利水，益肾助阳，和胃降逆，安神宁心。治疗肝肾阴虚型高血脂症，对调治心血管疾病有益。

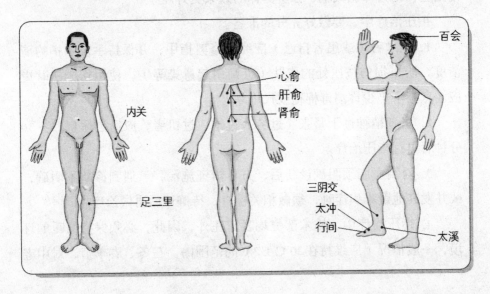

注意细节，提高指压疗效

指压疗法具有降血脂和减肥作用，是中医学现代研究的新探索，这不仅是对传统指压疗法的肯定，而且开拓了高血脂患者以及伴发或并发肥胖症治疗的新途径。指压疗法是一种重要的自然疗法，通过手指压力于人体腧穴，以刺激（或温热刺激等）调整机体的内在功能，增强机体的抗病力，并达到防治疾病的目的。指压疗法以术施术，既无痛苦，也无创伤，不但免除了用其他疗法治病给患者可能带来的针药之苦，而且还能防止运用其他疗法治病可能给患者带来的某些毒不良反应。因此，指压疗法是一项很值得推荐的自然疗法。

现代医学研究表明，高血脂的发病过程多较缓慢，发现临床时已经历相当长的时日。因此，进行指压治疗必须长期坚持，不能期望在短时间（或短期）就能奏效。一般情况下，以20次为一个疗程，需治疗观察2～3个疗程，经血脂等临床分析再定是否继续治疗等。指压治疗单纯性高血脂（即非基因性遗传性病症，且多在30岁以后发病者）的过程中，配合食物疗法、药茶疗法、药膳疗法、体育疗法等综合防治措施，则其降脂减肥、强身健体的效果更好。

指压治疗中，要做好充分的准备。

1. 施术者（或患者自己）应经常修剪指甲，并保持手及手指的清洁度，防止损伤按压处的皮肤（甚则引起感染等），使用切压法时更应注意指下垫少许消毒棉花或代用品。

2. 患者精神过于紧张、过劳、过饱、过饥者，应适当休息15～30分钟后再行指压治疗。

3. 对高血脂须明确诊断后，方可辨证施治，若遇到诊断不明确，或并发其他疑难病症时，须做相关检查，待确诊后再做治疗。

4. 指压治疗中，施术部位均表露在外，因此，必须保持温暖的环境，一般情况下应维持在20℃±2℃的范围内。在冬、春季节，对中老年患者治疗中尤须重视这个问题。

高血脂指压治疗时，体穴选取的原则应辨证择穴，每次选3～5穴，每穴按压时间一般为数分钟，隔天或隔数天1次。指压施术时用力均匀，由轻到重，由缓到快，循序渐进，最后以轻压徐徐放松，对老年人及体虚久病者，手法要轻柔，以患者能接受为准。治疗时，以患者出现酸、麻、重、胀、热等感觉为度，一般局部不出现明显压痛，若按压时出现剧痛，应适当减轻压力或改用其他穴位治疗。

选择适当的体位有利于正确取穴和施术，还可防止晕厥。对精神紧张、年老体弱以及高血脂并发高血压且血压较高者均宜采取卧位，不宜采用坐位。

指压疗法中提及的掌中型指压棒、便携型指压棒，在扪压法、揉压法施术时可使用。使用时，可握紧指压棒的一端，发力至另一端，在穴位点上扪压或揉压，施力均匀，并可按需要持续较长时间，棒端经消毒处理能减少或避免感染。指压棒可自行制作，以松、柏等质地坚硬且具韧劲的枝干为材料，旋刨或切削成两端钝圆的圆锥形棒（掌中型指压棒长6厘米，便携型指压棒长9厘米），棒的细钝圆端按压皮肤面积（直径）0.5厘米，棒的粗钝圆端按压皮肤面积（直径）1.5厘米。棒体可旋刻若干条凹纹，以便手指抓、捻、压等动作的契合。

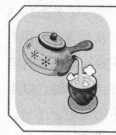

第三节

泡脚疗法，让降脂变得更简单

医书上说："春天洗足，升阳固脱；夏天洗足，祛湿除暑；秋天洗足，润肺濡肠；冬天洗足，丹田温灼。"泡脚疗法，具有促进气血运行、温煦脏腑、通经活络的作用，从而起到调节内脏器官的功能，促进全身血液循环，改善毛细血管通畅，改善全身组织的营养状况，加强机体新陈代谢的作用，使人体感到轻松愉快，给身体健康带来莫大裨益。

 ## 泡脚疗法：温煦脏腑降血脂

中医学认为，人体是一个统一的整体，人体的脏腑、器官、四肢、百骸相互依存、相互制约和相互关联，人体某一个组织发生病变，都有可能影响到其他部位。而脚是人体的一个重要组成部分，所以全身的疾病可以影响到脚。同样，脚的病变也会影响到全身，并引发相应的疾病。

热水浸泡双脚，具有促进气血运行、温煦脏腑、通经活络的作用，从而起到调节内脏器官的功能、促进全身血液循环、改善毛细血管通畅、改善全身组织的营养状况、加强机体新陈代谢的作用，使人体感到轻松愉快，给身体健康带来莫大裨益。医书曰："春天洗足，升阳固脱；夏天洗足，祛湿除暑；秋天洗足，润肺濡肠；冬天洗足，丹田温灼。"中医理论认为，人体全身是由经络连通，脚底则是各经络的交集之处，又称反射区。

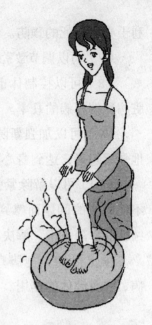

足底反射区关联着人体每一根神经，连通着五脏六腑。中药泡脚是利用内病外治的原理，将中草药的有效成分通过水煮使之溶入水中，再通过水的温度和压力使药力由经络到达内脏而起到治病健身的作用。尤其对冠心病、痛经、雷诺病、动脉硬化闭塞症等微循环障碍患者有明显的疗效。研究表明泡脚治疗20分钟后，再做微循环检查，大多数患者得到改善，血流速度明显加快、血细胞聚集与淤血减轻。而健康人在泡脚20分钟后，也可见到血流速度加快、充盈度增加等微循环功能加强的表现，而微循环的改善又有利于药物的吸收。这充分证明，泡脚保健具有坚实的科学基础。

现代医学研究还证明，泡脚保健法可以通过下列途径调整人体的功能状态，提高免疫调节能力：

（1）能增加血管的数量，特别是侧支微血管数量的增加能促进血液循环。

（2）可以软化血管，增加血管的弹性，从而减少因受压力而招致破坏的危险性。

（3）可以使身体的很多肌肉尤其是下肢的各个肌群连续的收缩和放松，促使肌肉中的大量血管也跟着连续收缩和放松，继而增进肌肉与血液循环的运动效率，加强氧的吸收、运送和有效的利用。

（4）可以强化心脏的效率，使心脏抽送更多的血液，而减低其跳动的频率以便能应付突发的紧急事件。

（5）可以增强体力与耐力，解除紧张和压力，使你在应付各种挑战的压力下不易感染疾病。

（6）可以减少血液凝结，保持血流顺畅，改善心肌供血减少，有利于心肌梗死的预防。

（7）可以调节激素的分泌，减少副肾激素对动脉的诸多不利因素。

（8）可以控制体重与降低血压，减少肥胖而有高血压的人罹患心脏病和糖尿病的几率。

（9）可以加强新陈代谢，促使全身各个系统的生理功能自然而然地强盛起来，达到身心整体性的健康。

（10）可以解除紧张和忧虑情绪。一个人如果心烦意乱或是有什么不能解决的问题而感到忧虑不安时进行泡脚，头脑就会清醒起来，情绪就能平静下来，解决的方法也就有可能想得出来。

由上可知，泡脚疗法通过对人体的良性调节，可以达到治疗疾病、强身健体的作用。

泡脚降脂的药方

桃枝柳枝水

【配方】蓖麻仁10克，桃枝、柳枝、桑枝、槐枝、椿枝、茄根各30克。

【用法】水煎取汁，熏洗患处，每日2次，每次10～30分钟，连续1～2个月。

【功效】活血通络。主治高血脂并发的中风后手足不遂。

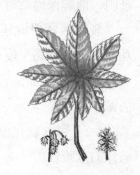

蓖麻

菟丝子水

【配方】菟丝子、补骨脂、锁阳各10克，附片5克。

【用法】诸药择净，放于药盆中，加入清水适量，浸泡5～10分钟后，水煎取汁，置于盆

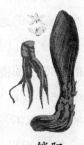

锁阳

中，待水温适宜时足浴，每晚1次，每剂药可用2天，连续5～10剂。

【功效】主治高血脂并发的阳痿。

蛇床子水

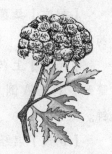
蛇床子

【配方】蛇床子、百花窠各62克，零陵香、藿香各31克。

【用法】将蛇床子炒令焦黄色，百花窠烘烟尽为度，共研粗末。每晚入睡前取本品18克，加水1500毫升水煎足浴，同时进行坐浴熏洗阴部。

【功效】补元阳，祛风湿。主治高血脂并发的肾虚生寒之阳痿。

杜仲枸杞水

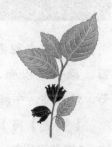
杜仲

【配方】杜仲50克，桑寄生、枸杞子、锁阳、桂枝各30克。

【用法】将诸药水煎取汁足浴，每晚1次，2日1剂。

【功效】温补肾阳，填充精血。主治高血脂并发的阳痿、腰膝酸软、下肢无力、神疲自汗等。

金樱子决明子水

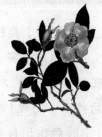
金樱子

【配方】金樱子、决明子、制首乌、生薏仁各30克，茵陈、泽泻各24克，生山楂18克，柴胡、郁金各12克，酒大黄6克。

【用法】将上药加清水适量，浸泡20分钟，煎数沸，取药液与1500毫升开水同入脚盆中，趁热熏蒸，待温度适宜时泡洗双脚，每日2次，每次40分钟，45日为1疗程。

【功效】滋阴降火，行滞通脉。主治高血脂。

五味桑葚水

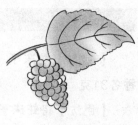

【配方】桑葚、丹参、泽泻、生山楂、怀山药各30克。

【用法】上药加清水2000毫升，煎至1500毫升，将药液倒入脚盆内，待温浸泡双脚30分钟。每日1次。

桑葚

【功效】温经散寒，活血化淤。主治高血脂。

磁石水

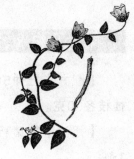

【配方】磁石、石决明、党参、黄芪、当归、桑枝、枳壳、乌药、蔓荆子、白蒺藜、白芍、炒杜仲、牛膝各6克，独活18克。

【用法】将上方水煎取汁泡脚1小时，每天1次，1服药可用2～3次。

党参

【功效】潜阳纳气，镇惊安神，降脂，稳定血压。主治高血脂并发的高血压。

桑枝桑叶水

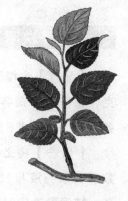

【配方】桑枝、桑叶、茺蔚子各12克。

【用法】将上药加水1000毫升煎至600毫升。在40～50℃的水温中泡脚30～40分钟，洗足擦干后就寝，每晚1次。一般泡脚30分钟后开始降压，1小时后作用最强，维持4～6小时。若8小时后血压有回升，可煎汤第二次熏洗，一般经1～2次治疗可恢复到平时的基础血压。

桑叶

【功效】清热泄肝。主治高血脂并发的高血压。

钩藤水

【配方】钩藤20克。

【用法】治疗前一天停用降压药，治疗期间不用降压药。将钩藤剪碎，布包（可加少量冰片），于每日晨起和晚睡前放入盆或桶内，加温水浴脚，每次30~45分钟，可不断加水，以保持水温，每包用1日，10日为1个疗程。

【功效】清热平肝。主治高血脂并发的高血压。

牛膝水

【配方】牛膝、钩藤各30克。

【用法】将上药水煎药液半脚盆，可不断加水以保持水温，加至盆满为止。每日晨起和晚睡前足浴。每次30~40分钟，以不适应症状减轻或消失为1个疗程，连续1~2个疗程。

【功效】平肝潜阳，引热下行。主治高血脂并发的高血压。

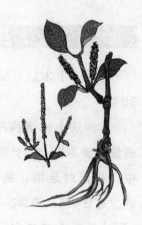

牛膝

芥末水

【配方】芥末40~100克。

【用法】将芥末先以少量水调成糊状，直至出现芥子油气味，倒入盆中，冲入温水适量，每日1次，每次10~30分钟。

【功效】活血通络，适用于冠心病心悸、心绞痛。主治高血脂并发的冠心病。

【附注】芥末浸浴对皮肤有强烈的刺激感，使皮肤血管扩张充血，有增强新陈代谢和减轻疼痛的作用。

红花麻黄水

【配方】红花、麻黄、桂枝、泽兰各等量。

【用法】诸药择净，同放锅中，加清水适量，浸泡5～10分钟后，水煎取汁，放入盆中，待水温时可足浴，每日2次，每次10～30分钟，每日1剂，连续3～5日。

【功效】温阳通络。主治高血脂并发的冠心病。

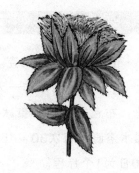

红花

木防己水

【配方】木防己50克，宣木瓜、车前草各30克。

【用法】将诸药择净，同放锅中，加清水适量，浸泡5～10分钟后，水煎取汁，放入盆中，待温时足浴，每日2次，每次10～30分钟，每日1剂，连续3～5日。

【功效】清热利湿，适用于水肿尿少。主治高血脂并发的肾病综合征。

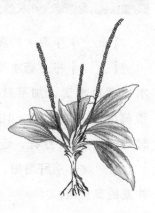

车前草

大腹皮水

【配方】大腹皮、茯苓皮、广陈皮各30克，附片、桂枝各10克，生姜50克。

【用法】将诸药择净，生姜切细，同放锅中，加清水适量，浸泡5～10分钟后，水煎取汁，放入盆中，待温时足浴，每日2次，每次10～30分钟，每日1剂，连续3～5日。

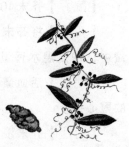

茯苓

【功效】温阳化湿，适用于水肿尿少。主治高血脂并发的肾病综合征。

党参黄芪水

【配方】党参、黄芪、白术、茯苓各30克。

【用法】将诸药择净，生姜切细，同放锅中，加清水适量，浸泡5～10分钟后，水煎取汁，放入盆中，待温时足浴，每日2次，每次10～30分钟，每日1剂，连续3～5日。

【功效】健脾化湿，适用于脾虚水肿。主治高血脂并发的肾病综合征。

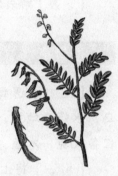

黄芪

葱叶水

【配方】葱叶及茎适量。

【用法】择净，放入锅中，加清水适量，浸泡5～10分钟后，水煎取汁，放入盆中，待温时足浴，每日2次，每次10～30分钟，每日1剂，连续3～5日。

【功效】解表化湿，适用于水肿尿少。主治高血脂并发的肾病综合征。

川椒红花水

【配方】川椒、红花、苍术、细辛、防风、羌活、独活、麻黄、桂枝、艾叶各25克。

【用法】将诸药加水煮沸15分钟后，倒入水桶中，待温时将双脚浸入水中，然后逐渐加热水，直到水桶加满为止，共浸泡40分钟，使周身汗出，每日1次。可发汗解表，温经利水，随

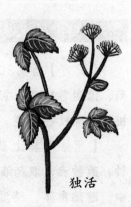

独活

着洗浴、汗出，尿量可逐渐增多，经过10～15次治疗，尿量可达到2000±500毫升左右。或每日1次，每次1～2小时，10日为1个疗程，如无不适，间隔一周后重复下一疗程，患者用后，感觉身体清爽，精神好转，食欲增进，小便增多。

【功效】解表发汗。主治高血脂并发的肾衰竭。

透骨草水

【配方】透骨草、伸筋草各15克，川乌、草乌、水蛭、地龙、虻虫、川桂枝、苏木、红花、桃仁各10克，木通、丹参各30克，当归20克。

【用法】将上药水煎取液，置入木桶或搪瓷盆内，保持水温40～50℃，自小腿中下1/3浸浴煎液中，每日2次，每次20～30分钟，每剂可用2日，30日为1个疗程。

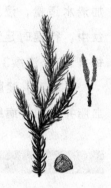

伸筋草

【功效】温经散寒，活血通络，祛淤止痛，利湿消肿。主治高血脂并发的下肢动脉粥样硬化。

【附注】方中川乌、草乌等中药有毒，其中尤以二乌毒性甚烈，故使用时应先煎，若患肢有溃疡或皮肤破损者不可用此方，更不能将药液渍入口、鼻、眼中。药液温度不宜过高，更不能烫洗。洗足后将患肢拭干。注意保护肢体，防止外伤。

首乌虎杖水

【配方】首乌30克，枸杞子、女贞子、赤芍、泽泻各15克，黄芪、丹参、山楂各20克，桃仁、虎杖各10克。

【用法】将上药加清水适量，浸泡20分钟，煎数沸，取药液与1500毫升开水同入脚盆中，趁热熏蒸，待温度适宜时泡洗双脚，每日

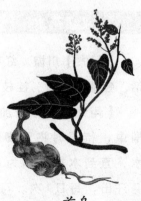

首乌

2次，每次40分钟，45日为1疗程。

【功效】补肾健脾，活血通络。主治高血脂，证见胸痹、胸痛、心痛、中风、眩晕、胸脘痞闷、肢体沉重、舌苔白腻、脉滑。

大黄水

【配方】大黄适量。

【用法】将大黄加清水2000毫升，煎至剩1500毫升时，澄出药液，倒入脚盆中，先熏蒸，待温度适宜时泡洗双脚，每晚临睡前泡洗1次，每日40分钟，60日为1个疗程。

【功效】清湿热，泻火凉血，解毒，祛淤。主治高血脂。

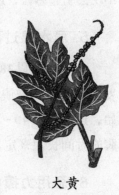

大黄

泡脚疗法的注意事项

1. 忌空腹时泡脚

因在泡脚过程中身体会消耗很多热量，尤其在糖原贮量较少时，容易因血糖过低发生低血糖性休克。

2. 忌餐后立即泡脚

如果饭后立即泡脚会因温度的升高、热量的刺激，使皮肤血管膨胀，消化器官中的血液相对减少，从而妨碍食物的消化和吸收。

3. 儿童不宜泡脚

儿童正处于生长发育期，各种功能不健全、不稳定，长期用热水给儿童泡脚，会给神经、血管的功能带来一些影响，不利于足部的健康发育，如果经常用热水泡脚，会造成扁平足，故儿童不宜泡脚。平时用一般的温水短时洗脚就可以了。

4. 忌泡脚当风

泡脚的温度通常会引起全身出大汗，这时候避风是很重要的，否则不仅会引起感冒，还会引起腰腿痛，进而发展为长年不愈的慢性病。

5. 忌水温过高

水温一般以38～43℃为好，如果水温过高，使人体热量不容易散发，容易发生虚脱，甚至烫伤，因此水温切忌过高，通常应从38℃开始，逐渐增至40～42℃。当然，温度的选择还要依据不同的个体和泡脚的时间长短来定。

6. 忌用力擦皮肤

有人泡脚喜欢拼命搓擦皮肤，造成抗御能力下降，在皮肤微细胞破损处细菌或病毒会乘虚而入。

7. 根据辨证结果选用泡脚验方

由于高血脂的证型较多，而不同的泡脚验方又有不同的使用范围，所以应根据中医辨证分型恰当选用验方。

8. 不宜在旅行期间泡脚

泡脚应尽量在家中进行，以避免交叉感染。如出差在外或外出旅游，必须到经营性好的泡足屋泡脚，应选择卫生条件好的地方，需更换泡足塑料袋，做到一人一袋，应避免与他人混用，以免传染上足癣、疥疮、肝炎等传染病。

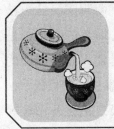

第四节　气功疗法，

中华武术的心法秘诀

气功是一门古老的健身养生术，是祖国传统医学的重要组成部分，是我国劳动人民几千年来在与大自然和疾病斗争的结果。它运用意识的作用，通过以意引气，可以起到疏通经络、调和气血、平衡阴阳、扶正祛邪的作用。现代医学研究表明，练气功能够提高神经、呼吸、消化及循环等系统的功能，具有降脂、降压、预防中风、抗衰老的作用。如果你喜欢气功，那么，它就可以帮你降脂去忧。

 ## 气功健身：改善血浆黏度降血脂

气功能使迷走神经兴奋性增强，而使交感神经的兴奋性相对下降，改善神经系统的调节功能，对大脑皮质起保护性抑制作用；消除机体应激状态，排除紧张反应；气功锻炼，还可以改善机体物质代谢，改善激素水平，使血中胆固醇、三酰甘油均有所降低；气功锻炼对血压有良好的调节作用，能明显改善全血及血浆的黏度，改变自主神经兴奋性，增强消化系统的功能，提高人体的免疫力和抵抗力，对防治高血脂、高血压病、动脉硬化、感染等慢性病的发生有积极的意义。

 ## 气功的神奇功效

气功是一门古老的健身养生祛病术，是祖国传统医学的重要组成部分，是我国人民几千年来在与大自然和疾病斗争的过程中，运用意识的作用，通过以意引气，疏通经络，调和气血，平衡阴阳，扶正祛邪，对生命过程实行自我调节、自我控制、自我身心锻炼的总结，是一种独特而有实效的锻炼精、气、神的身心疗法，是使人强身健体的一门人体生命科学，故而练气功可达到祛病延年、健康长寿的目的。

现代医学研究表明，练气功能够提高神经、呼吸、消化及循环等系统的功能，具有降脂降压、预防中风、抗衰老等作用。气功对糖尿病的功效肯定，能够增强机体的新陈代谢，提高内分泌系统的功能，调节激素水平，使空腹血糖及餐后半小时的血糖值显著下降；同时伴有高血压者的血压适度下降，血脂亦同步下降，胰岛素释放增加。这些都表明气功有降糖、降脂、降压的作用。

 ## 气功降脂的操练方法

气功康复属于整体康复疗法。气功锻炼并不是针对某些疾病或某个局部起作用的特异性疗法，而是以改善人体整体功能状态，提高人体素质为目的的锻炼方法。它主要是通过加强人体自我调节，提高免疫和抗病能力，靠机体自身的稳定机制消灭疾病而维持健康。古人认为，气功是锻炼精、气、神的，而精、气、神则代表了人体的正气，是人身之三宝。通过练功，可达到精充、气足、神旺，即调心、调身、调息，自然可以却疾疗病；练气功可使阴阳调和、气血流畅，因此能扶正祛邪。这些是气功疗法的基本原理，通过不断加强正气，能促进病体的康复。无论练习何种功法，经过一段时间，普遍反映饮食和睡眠改善，心情愉快，精力充沛，病痛逐渐消失。气功是一种自然疗法，顺乎自然是气功锻炼的一项基本原则，虽然气功功种很多，但大多数气功都是简便易行的，不受外界条件限制，比较容易掌握。同时气功还可以根据自己年龄的大小、体质的强弱、病情的轻重、条件的差异，酌情选择气功中的静功、动功、动静结合功来练功。真正理解了气功的精髓，一切顺其自然，锻炼起来是一种轻松愉快、充满乐趣的享受。

下面介绍一种强身保健功：

1. 摆姿势

平坐式：端坐在宽平的方凳上，两足稳实着地，两腿平分开，距离与肩同宽。膝关节屈成90°，身体端正，大腿和躯干亦成90°，两手掌面向下，轻松地放在大腿上，两肘自然弯曲，头端正，下颌微收，腰背正直，垂肩含胸，眼、口、舌要求与放松功相同。

盘腿坐式：取自然盘腿式。两腿交叉盘起，两足放在腿下，两膝不着床榻，臀部稍向后突，稳坐于垫上；腰背正直，两肩自然下垂，胸部含蓄（即垂肩含胸），头端正，下颌微收；两手互握置于脐下或小腹处，握法为两手叠放，掌心向上，两拇指交叉（或手呈合掌，如同拜佛法）。眼、口、舌部要求与松静功相同。

站式：以三圆式站桩最为实用，但只供体质一般尚好的人练习。练功时，两脚分开与肩同宽，脚尖稍向内，两膝微曲，腰直，胸平，两臂抬起，手与胸平，肘比肩低，两臂圆曲作抱大树状，两手各指微曲作半握球状。

2. 呼吸法

自然呼吸：用鼻自然呼吸，方法同松静功。

腹式深呼吸：吸气时腹部自然隆起，呼气时凹下。呼吸之间不间断，逐渐加深，直至每分钟呼吸8～12次，但须自然轻松，切勿鼓劲用力，勉强追求深长。

3. 入静法

意守小腹部是强身功的基本练法，初练时可先用数息法或随息法引导，逐渐过渡到意守小腹部。

4. 数息法

练功时默数呼吸次数，一吸一呼为一次；从一数至十，周而复始；中间如有杂念干扰，忘记了数数，须从头再数起。

5. 随息法

比数息法自然简便，意念随呼吸升降，毫不外逸。如有杂念干扰，应重新将意念收回来，放在呼吸的"运行"上。

6. 意守丹田法

意守丹田法是一切练功者必遵循之道。其部位和方法各家虽然不相同，但丹田多指脐部下1.5～2寸处左右上下的地方。练功时随意念引导沉入此处，随意而守，似守非守，但用意切勿过分用力，思想上有杂念时一定要收回来，重新意守小腹丹田处。

温馨提示

练气功的注意事项

每日练功2～4次，每次10～30分钟。此功在行气时，宜随功力逐渐加重，以免气力上升太急，引起头痛，练功时，若一时感到局部不适时，可不必在意，但一定不要将意念停留在不适之位置。

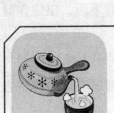

第五节

磁疗法，人造磁场巧降脂

磁疗是指利用人造磁场（外加磁场）施加于人体经络、穴位和病变部位的治疗某些疾病的方法，而且它还是一种简单有效的科学方法。磁疗在我国历史悠久，早在秦汉时期，就已经有了用天然磁石治疗疾病的记载。《神农本草经》中有说："磁石味辛酸性寒，主治周痹风湿、肢节肿痛，不可持物。"特别是近年来，随着医学科学的发展，创造出了不少的磁疗器械，如直流电磁疗、旋转磁疗法、交变磁疗法、磁针法、磁电法等。使得它的应用又便宜推广了。

 ## 什么是磁和磁疗法

"磁"是一种金属氧化物，我国用磁治病已经有悠久的历史了。早在汉代，司马迁《史记·扁鹊仓公列传》记载就已发现"磁石"这种天然矿物了，具有磁性并可治疗疾病。孙思邈也在《千金方》中记述：用磁石朱砂六曲制成的蜜丸，治疗眼病时"常顺益眼力，众方不及"，还说"主明目，百岁可读论书"。另外，在《本草纲目》、《中药大辞典》等著名药书中，用磁治病的药方多有记载。可见"磁疗法"早已被医学界普遍采用，它可引起人体神经、体液代谢等一系列变化。具有活血、化淤、消肿、止痛、消炎、镇痛等作用。经过几千年的医学的发展，近年来国内外医学专家对磁疗有了更深的认识，不仅应用磁场治疗疾病，而且应用磁场作为一种保健手段，磁性保健用品便应运而生。

磁疗法就是利用人造小磁场（外加磁场）作用于人体的经络、穴位和病变部位，治疗某些疾病的方法，它是一种简单有效的科学方法，也包括口服和外用的磁性药物。

磁疗在近年来得到迅速发展是由于其适应症状广泛，保健效果显著，无创伤、无疼痛、不良反应很小、安全、可靠，易学易懂、经济实惠，是一种值得广泛推广的新型方法。

人体为什么会缺磁

请检查自己是否有如下情况：

1. 睡床采用"席梦思"床垫。

2. 家居生活在两层楼以上。

3. 每天在地表活动少于5小时。

4. 每天乘车超过2小时。

5. 工作环境在两层楼以上。

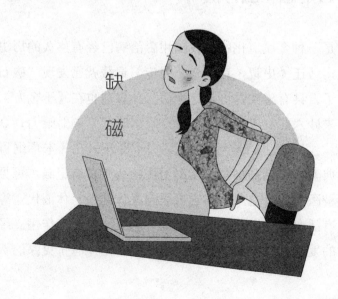

据资料表明，如果以上5项中你占到3项以上，那么久而久之，人的身体就会出现磁缺乏症，医学上称之为"乏磁综合征"。临床资料显示，人体长期缺磁会引发各种疾病；血液缺磁会增加黏稠度，血黏度增加会导致血液循环不畅，各组织器官发生缺血、缺氧，引发循环系统、神经系统、泌尿系统及消化系统发生病变；细胞缺磁，活力低下，就会加速机体的衰老等。人体缺磁还会促发神经失调、新陈代谢紊乱、细胞死亡加快，继而出现腰酸背痛、心悸、失眠、全身不适等症状。

磁疗法的降脂机制

血脂是血液中的脂肪物质，血脂高低是指脂肪物质的多少，血脂包括血胆固醇、甘油三酯、高密度脂蛋白、低密度脂蛋白等。通过临床观察表明：磁场有降低血脂作用。磁场降低血脂的机制：在磁场的作用下，胆固醇的长链和支链变成短链，成为多结晶体中心，有利于分解与代谢或通过磁场对酶的影响，防止脂肪的合成。

已被许多实验和临床观察证实：血脂中的胆固醇与人体健康有着密切关系，高胆固醇血症常引起动脉硬化，危害人体健康。有人应用磁场作用于高胆固醇食物喂养引起高血脂的家兔，发现有降低高血脂的作用。通过形态学观察，亦发现经过磁场作用的家兔，主动脉的脂质沉积减少。

磁疗法的方法

1. 磁片贴敷法

在家里进行磁疗，最常用的是磁片贴敷法。

这种方法最容易掌握，只要选择合适磁场强度的磁片，用胶布固定在治疗部位或一定的穴位上即可。若对磁片过敏，可在磁片下衬以薄纸，再用胶布固定。

2. 磁疗的强度及疗程

一般磁片贴敷法可连续进行5~6天，取下休息 1~2天再贴，3~4周为一疗程。

贴敷磁疗时，其不良反应大多在两天内出现，有恶心、呕吐、心慌、一时性呼吸困难、头晕、嗜睡、乏力、低热等。轻者可对症治疗，重者则需停止磁疗。

磁疗的剂量要根据患者的年龄、身体状况、病情、治疗部位等具体情况决定。

温馨提示

磁疗的强度

磁场的强度一般分为三级：在0.05T（特斯拉）以下者为小剂量；0.05~0.15T者为中等剂量；0.15T以上者为大剂量。老年体弱者，一般宜从小剂量开始，如疗效不明显而无明显不良反应时，可适当加大磁场强度。磁疗的时间、疗程也需根据患者具体情况而定。

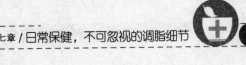

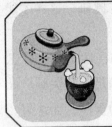

第六节

情志降压，不花钱的灵丹妙药

高血脂患者轻松愉快的心情、乐观积极的生活态度，再加上良好的人际关系、丰富的生活就是身心疾病最有效的"防疫针"。在心情不好的时候，最好能向朋友倾诉一下，在问题非常严重或已经影响到自身健康的时候，则一定要到专业人士那里进行咨询治疗。尤其是对于不同病情、不同年龄的高血脂患者，进行心理健康维护是十分有必要的。

 摆脱自卑，儿童患者早康复

少年儿童高血脂主要包括原发性高血脂和继发性高血脂，无论哪一种，它们共同存在的心理问题有以下几个方面：

1. 少儿患者多不在意病情轻重及预后。

2. 少儿患者心理承受能力、理解能力有限。

3. 少儿自我中心比较突出。

4. 少儿自我管理能力较差。

5. 少儿心理变化较快。

鉴于以上特点，少年儿童高血脂患者在进行心理调护时，应该从以下几个方面着手：

1. 对他们讲解病情时要耐心解释，选择适于儿童发育阶段的语言，用简短的解释，尽量用他们熟悉的词汇，避免令人恐惧的词语。

告诉他们如果不好好治疗，就会出现什么不良后果，如果按时服药，坚持饮食调理，疾病就能治愈，像其他少年儿童一样健康，这样才能取得他们的配合。

2. 儿童认知能力的特点是以自我为中心。他们往往是想干什么就要干什么，想吃什么就要吃什么，如果大人不给满足就会哭闹。此时要尽量引导患儿吃些他们既喜欢吃又不影响血脂的食品，如水果、果冻、鱼干、肉松等食品。不要强行管制，以免被产生的不良情绪影响病情。也不要为安慰儿童而怂恿过量食用大鱼大肉，否则会使病情加重。

3. 儿童患者心理活动随治疗情况好转而迅速变化，认为自己病情好转，家长及医护人员应该满足一下他们的一些要求。家长此时千万不可放松对他们饮食的控制及对他们服药的管理，以免病情反复。

4. 鼓励孩子多参加运动。教育孩子不要进食后就睡觉，不要在看电视时进餐，进食后要适当活动。

5. 鼓励孩子克服自卑心理。有时由于身体肥胖经常受到同伴的讥讽，此时应鼓励孩子面对现实，积极主动地参与减肥。一旦有效就应鼓励他们坚持下去。

6. 帮助孩子制定行为降脂、减肥方案。

甩掉焦虑，青年患者最受益

青年人的情绪强烈而动荡，知道自己得了高血脂时，会出现严重的精神紧张和焦虑；若经过较长时期的治疗疗效不佳，则患者容易悲观，甚至在思想和行为方式上走极端。此时对青年患者的心理调护极其重要，要给患者详细介绍该病的防治知识，给患者以能够治愈的希望，并调动他们的积极性，为他们参与自己的治疗创造机会。逐步引导患者自我护理，随时提供反馈信息，评价效果，以赞扬和鼓励为主，肯定他们的成绩。青年人对身体形象最敏感，他们十分希望自己的身体形象和脸部形象适合现代的要求。在实际治疗和制订调护计划时，可利用这一心理特点，告知通过节制食量、调整食物结构、增强体育锻炼、戒烟等既可以降低血脂，又可以使形体健美。针对其病情稍有好转，往往不再认真执行医疗和护理计划，不再按时吃药，此时，医生要及时向他们讲明该病的严重后果，提醒患者注意。

另外，还要开导患者，尤其是脑力劳动者，身体是人的本钱，是工作、事业、家庭的保证，丧失健康会明显降低生存质量，给事业和家庭带来不良后果。为了事业成功，家庭美满，请挤出时间锻炼身体，戒掉吸烟不良嗜好，减少高脂食物的摄入。

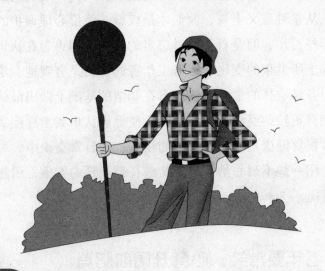

专家讲堂

打消患者对高血脂的恐惧

有一类高血脂患者特别惜命，以至于对高血脂的诊断有所恐惧，尤其是看到或想到自己的父母就是死于与高血脂相关的疾病时，这种恐惧感就更加明显。对于这类患者首先要告诉他们高血脂经过适当的药物治疗和饮食调治、运动、戒烟等多能得到很好的控制，会大大减少冠心病、脑血管病的发生率，从根本上消除他们的顾虑。

人到中年莫生气，高血脂上身无人替

中年人世界观已经成熟，情绪较稳定，对现实具有评价和判断的能力，对挫折的承受能力较强。对中年患者的心理治疗，一定要运用成人对成人的人际关系模式，尊重患者的各种权利。在任何时候，都不应把患者置于被动的、像孩子一样的、不能自助的角色中，或只因为自己是医务工作者，便在患者面前表现得无所不知，认为自己总比患者知道得多，总能为患者做最好的选择。其实，疾病的真正体验者是患者，从某种意义上说，他们才是权威。评价心理调护的标准不是看做了哪些工作，而是看工作对患者的效果，即患者在认识上、情感上、行为上所发生的变化。医务工作者的责任是客观地、实事求是地提供关于各种选择的信息，使患者在知情的基础上做出最佳的选择。劝导他们真正接纳疾病并认真对待，使他们认识到治疗疾病是当务之急，身体恢复健康是家庭和事业的根本。在日常交谈中，可有意识地给他们介绍一些不耐心治疗而使疾病长期迁延的实例，引起他们对高血脂的重视。

老年要常笑，心胸开阔血脂消

进入老年期，无论高血脂伴有或不伴有其他相关疾病，老年人的心理活动与青少年比较，都存在着明显的差异，主要表现在以下几个方面：

1. 老年人一般都希望自己健康长寿，也不希望别人说自己衰老。所以老年人往往在身体衰老的同时，自己又不服老。

2. 老年人多能意识到自己已是日薄西山，面对死亡总有一定的恐惧心理。

3. 老年人由于希望得到社会的尊重，所以他们很注意别人对他们的看法。

4. 老年人最怕丧失生活自理能力而依靠别人伺候，从而招来别人的嫌弃。

因此，家人应多做开导工作，允许他们有足够的时间倾诉情感，以积极聆听与接受的态度表达对老年人的尊敬，使他们能以积极的、乐观的态度参与活动，从事有益于社会、有益于健康的事。还应该帮助老年人建立现实的生活目标。对于患有高血脂的老年患者，最为重要的是了解高血脂的患病原因及其可以导致心绞痛、心肌梗死、中风、半身不遂等严重后果的事实，引起对疾病的重视，同时也要学习各种各样的行之有效的治疗方法，从而解除对高血脂的恐惧。

温馨提示

对于老年高血脂患者不单是劝说他去积极治疗，应该安慰他，告诉他只要能够坚持服药，注意饮食调理，再配合适当的运动，疾病会逐渐好转的，以解除患者过重的心理负担。

 ## 坚信瘦身，合并肥胖症患者须铭记

肥胖病是指由于人体新陈代谢失调而导致脂肪组织过多所造成的病症。一般认为体重超过正常标准的20%为肥胖。

肥胖可始于任何年龄，有自幼肥胖者，有从20～30岁或40～50岁后开始肥胖者，多见于40～50岁的中壮年，尤以女性为多。男性肥胖以颈及躯干部位为主，四肢较少。女性以腹部以下、臀部及四肢肥胖为主。轻度肥胖可无症状，中、重度肥胖者可引发高血脂、糖尿病、高血压、冠心病等。

如果要治疗肥胖病，必须先从饮食入手，在进行饮食调护时必须树立以下心理：

1. 增强自控意识

防治肥胖病最根本的是人的心理，是人的饮食意识，是人的控制饮食的意识强弱。所以，防治肥胖病的关键条件是具有科学的饮食意识，并有控制饮食的能力，这样就能从根本上防治肥胖病。

2. 改变不良习好

如爱好甜食的人可采取逐步减少甜食比重的方法来纠正这一习惯。如果每顿饭甜食的比例占食物的5/10，第一个星期，甜食的比例占4/10，甜度的感受可能差别不大；第二个星期，甜食的比例占3/10；第三个星期，甜食的比例占2/10；第四个星期，甜食的比例占1/10；第五个星期，甜食的比例占1/20。这样可能逐渐改变吃甜食的习惯，对防治肥胖病很有利。

3. 建立正确的形体优美观

从健康角度去分析苗条或丰满是有科学道理的，过瘦过胖均不利于健康。胖易使人体臃肿，不仅不能使人形成丰满的形体美，还能给人以笨拙感。

4. 心理行为模式控制

（1）饮食环境要清雅，饭桌上绝对不多放点心、饼干、饮料。

（2）养成按时进餐的习惯，规定每天三顿的就餐时间，按时或推迟一两分钟进餐。

（3）要严格控制进餐速度，进餐速度宜慢不宜快。进餐速度快，吃完之后感觉还没有吃饱，还想吃，还要吃。进餐时慢慢地一口一口吃，一口一口品尝，把注意力放在每口的品尝上，不要放在速度上，做到真正的细嚼慢咽，易产生饱了的信号，防止多吃，而且有助于消化，促进胃肠功能正常运行。

（4）要消除进食的不良情绪模式。一些人多吃、饱吃是与一定的情绪联系在一起的。有的人在生活中失意，在社会激烈的竞争中受挫，通过多吃、饱吃引起的味觉满足来抵消挫折引起的空虚感和恐惧感。有的人孤独寂寞时，吃些东西来转移自己无奈的心绪。经常这样，于是多吃、饱吃成为调节自己不良情绪的一种方法，成为不良的饮食情绪模式。也有一些人稍有高兴的事就大吃大喝。人逢喜事精神爽，食欲增强，多吃点是可以理解的，但不能稍有顺心的事就大吃大喝，这很容易形成多饮食的情绪模式。一旦形成之后，食量大增，过剩的脂肪在体内积聚，会加重肥胖病和高血脂。

调心态，合并冠心病患者的法宝

不良的心理因素对冠心病的危害是非常大的。如愤怒、紧张、过喜等都是引起冠心病的重要不良心理因素。其中A型性格的人被国内外学者公认为是冠心病易发的性格。所谓A型性格，是由美国学者弗里德曼首先提出的。这类人脾气比较火暴、有闯劲、遇事容易急躁、不善克制、喜欢竞争、好斗、爱显示自己的才华、对人常存戒心等。因此，改变A型性格，对防治冠心病颇为重要。

A型性格的人竞争性强，急躁易怒，办事缺乏耐心，争强好胜，这些不良的心理因素，与冠心病的诱发作用是相互联系、相辅相成的，它能使交感神经活动增强，促使肾上腺素分泌增多，造成冠状动脉收缩。不良情绪的变化，也会使儿茶酚胺分泌增高，促使冠心病发作。

虽然世界各国越来越多地使用药物、手术等方法治疗冠心病，收到了越来越令人振奋的效果，但如果能使患者学会自我心理调节，冠心病的治疗效果更会令人满意。可以采取以下措施来改变A型性格：

1.改变与人交谈的习惯

A型性格的人，与人交谈常常是自己连续不断地讲，讲得很快，声音很大，使别人很难插上话。当别人讲话时，经常打断对方的话。这样容易引起对方的不满。尽管有时表面上对方反应不是太明显，但与对方的心理距离却增大了。双方不易建立交往的感情。这对A型性格的人想得到人间的温暖和关怀就很不利。

2. 制定合理的工作目标

目标合理，经过一定的努力，能够达到，会获得工作成功的喜悦感，体现出人生的价值。提高情绪的愉快度，有利于心理健康和身体健康。

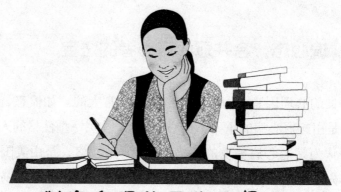

制定合理的工作目标

3. 时间安排要有余地

A型性格的人，按时间安排去工作与生活，就会建立新的、有利于身心健康的生活节律。这种生活节律，会使A型性格的人有节奏地、富有成效地工作与生活。不但提高了工作效率，而且使身心得到适当的调整。

4. 不盲目与别人攀比

A型性格的人竞争心很强，事事要走在前面，而在现实生活中往往不太可能，因而不可避免地遭受挫折，引起很大的情绪反应，在一定条件下，使体内产生有害的化学物质，诱发冠心病发作。因此，冠心病患者要知足常乐，要正确评价自己的身体条件和自己的能力，不要脱离自身条件去追求通过自己的努力达不到的目标。

5. 情绪不要过于激动

避免情绪过于激动，是有效防止冠心病发作的一项重要措施。为了避免冠心病患者情绪过于激动，就要加强自身修养，逐步培养乐观、开朗的性格，遇到挫折时要想得开、放得下，坦然对待，减轻心理压力与心理冲突，使情绪变化不过度，避免诱发冠心病。

要顺心，合并高血压患者的病离身

高血脂合并高血压患者一般有以下几个方面的心理特征：

1. 焦虑不安

患者血压增高，经常会感到头晕、头痛、全身不适等不良反应。又因此病病程长，有的患者用药后效果不明显，导致患者焦虑不安，忧心忡忡，使中枢调节功能紊乱，导致血压进一步升高。

2. 恐惧

由于患者整日处于焦躁不安状态，病情不见好转，患者感到恐惧万分；担心自己会出现脑血管意外、瘫痪。精神紧张、恐惧可使交感神经兴奋性增高，心率加快，心肌收缩力增强，导致血压升高，形成恶性循环，严重影响病情的恢复。

这些发病因素，很难用药物治疗来解决，必须根据患者的心理特征，施行针对性的心理护理，从提高自我的心理素质入手，建立自护模式，避免不利因素，使血压血脂保持稳定，避免严重后果发生。

温馨提示

如何调节焦虑与恐惧

1. 适当地释放愤怒

在生活中，人们会经常遇到一些使人生气、愤怒的事。有的人善于把自己心中的愤怒采取适宜的方式、在适当的场合向自己的亲朋好友释放出去，平息内心的压力。但有些人经常把愤怒压抑在心灵深处，不得释放。这种被压抑的愤怒由于没有得到疏导，时时对血压发挥着不良的作用，这种高血压患者常常由于情绪不稳定，引起血压波动。

2. 减轻愤怒情绪

高血压患者的个性心理特点之一是遇到不顺心的事，特别是遇到不公平的事，容易顿时怒由心生，愤愤不平，可造成血压迅速上升。因此，急躁易怒是高血压产生的重要心理根源，也是高血压久治成效不大的重要原因。高血压患者要清醒地意识到，再好的药物，再好的医疗措施，如不改变遇事易怒，甚至火冒三丈的心理祸根，要想收到明显的医疗效果是非常困难的。

3. 学会使用缓解过强刺激的应急措施

高血压患者容易在突发的环境刺激作用下，血压发生很大的波动，甚至可能导致意外。因此，高血压患者要学会在突发事件发生时，采取相应的应急措施。每个高血压患者的生活环境不尽相同，个性特点也有很大差别。应急措施不可能完全一致。下面介绍几种缓解过强刺激的方法以供参考。

在遇到强烈的愤怒刺激时，心中默念"忍一时，风平浪静；退一步，海阔天空"，对于减轻愤怒反应，对于平息矛盾很有作用。

当即将发生口角时，迅速张开口，舌头在口腔中由右向左转9次，这对平息心中的怒火很有帮助。很多人都有这样的体验：我当时要是能忍一忍，也不至于发那样大的火，造成我好几天心情不好；我当时要是能忍忍，也不至于刺伤了人家，得罪了人家；我当时是一股火要发出来，一发火把事情搞坏了。凡此种种，都是一念之差。忍还是怒，后果截然不同。如果你在即将发生口角前张口转舌而制止了口角发生，就可以免去了你许多的后悔。方法虽然简单，但非常有效。是用金钱、药物不能代替的。此法不仅对高血压患者消解愤怒、抑制口角发生有效，而且对所有的人均有效，可以避免我们因口角发生而后悔莫及。

4. 改变认知评价

高血压患者往往做事认真，对己对人严格要求，往往对人对事求全责备甚至钻牛角尖。由于高血压患者认知评价的特点，常常在别人眼里不足以引起生气的事情，他们也生气。同样的生活环境中，由于他们的认知评价的特点，他们比别人生的气多，时间也长。高血压患者要改变自己不良的认知评价，以适应社会、适应现实生活、适应风土人情的新的认知评价，去对待周围发生的事物，这样就会大大地减少愤怒事件的刺激，大大减少愤怒的时间，少生闷气，少生闲气，进而大大有利于高血压的防治。

莫悲观，合并糖尿病患者要有坚定的信念

由于我国人民物质生活水平的提高，糖尿病发病在我国的检出率逐年上升。而一旦发现此病，患者情绪大多悲观，当发现合并高血脂时，情绪会更加悲观。

研究表明，不良的情绪可使病情加剧，特别是紧张、愤怒、抑郁可使病情发展。抑郁症患者可使糖代谢的调节能力降低，导致空腹血中胰岛素含量降低和血糖升高，这也正是非胰岛素依赖型糖尿病（2型糖尿病）的特征。而糖尿病患者在情绪安定时常使病情缓解，因此糖尿病患者要积极地进行心理治疗，化解消极情绪，面对现实。

1. 树立与糖尿病作斗争的信心

多数患者罹患该病后，由于认识到糖尿病是终生疾病，并且容易并发危害生命的疾病，使他们失去了与糖尿病作斗争的信心。由于心理上产生一定的压力，从而产生紧张、恐惧、忧虑和焦虑的情绪，患者原有的饮食习惯被改变，由于长期控制饮食，无法享受到"美味佳肴"，无法与亲朋好友"开怀畅饮"，对自己不能与正常人一样生活感到悲观失望，有的甚至失去治疗疾病的信心。

其实糖尿病患者按照医生的意见进行治疗，保持乐观的情绪，养成严格的定时定量的饮食习惯，就可以和普通健康人一样，也可颐养天年。

对于糖尿病高血脂患者更应提供必要的支持性心理治疗，包括同情、体贴、鼓励、安慰，提供解决和处理问题的方法；调整对"挫折"的看法，患糖尿病是一种人生中的挫折，调整对挫折的感受，改变对挫折的态度；善于利用各种"资源"，善于运用家人朋友可能提供的帮助，包括鼓励、支持和好的意见；排除外在的困难。树立战胜糖尿病的信心，在医生的指导下积极地配合治疗，一定会收到满意的治疗效果。

2. 尽量避免心理刺激

社会环境的改变，例如亲人丧故、骤然的惊吓、婚姻危机、人际关系紧张、职称住房不满意、无辜的冤枉、诬陷、难以容忍的挫折等，诸多原因造成患者的情绪改变如愤怒、焦虑、紧张、抑郁等多种不良状态，可降低胰岛素的分泌，使血糖升高或诱发糖尿病，尿中的糖和酮体含量增高。因此，糖尿病患者应尽量避免心理刺激。如果遇到心理刺激尽量正确对待，保持情绪稳定，这是防止糖尿病病情发展的重要措施。

心理学研究发现，糖尿病男、女患者在焦虑、抑郁和愤怒上有显著性差异，女性比男性更加焦虑、抑郁和愤怒，所以对女性患者更应该加强心理调护。

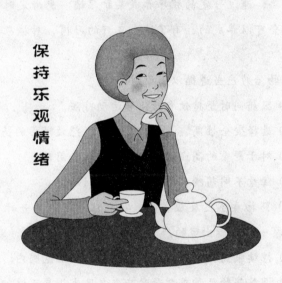

保持乐观情绪

3. 提高对饮食的监控意识

随着现代物质生活水平的提高，膳食营养结构发生了很大变化。体力活动减少，致使营养过剩，肥胖者日益增多，也是导致糖尿病高血脂病例增加的原因。患者应按照医生的指导，做到定时定量地进餐，养成进餐的良好习惯，经常自我监督定时定量进餐的执行情况，并严格地按定时定量进餐的需要进行矫正。

温馨提示

患者定时定量进餐很重要

一些糖尿病高血脂患者，对饮食的自我监控意识薄弱，自我调节的能力差。在病情稳定时打破定时定量进餐的习惯，而造成病情反复，这是极端错误的。

人的习惯都是后天养成的，习惯是学习来的。人都是可以按照一定的需要，通过一定的程序养成某种习惯。患者定时定量进餐的习惯是完全可以养成的，有了这个良好的习惯，对糖尿病患者将终生受益。

用药物治疗应当遵循以下原则：

（1）服药同时坚持饮食疗法和运动疗法。

（2）选择安全性高、毒不良反应小、疗效可靠的药物。

（3）对于严重的高血脂患者，可以联合用药。

（4）注意不同药物之间的相互作用问题。

（5）药物毒不良反应监测，特别注意定期复查肝、肾功能，并注意观察一些可能出现的严重毒不良反应。

（6）持续服药，以使血脂水平控制在正常范围内。

（7）调整药物品种或剂量时应当在医生指导下进行。

（8）消除其他危险因素：脂代谢异常只是动脉粥样硬化性心血管病的危险因素之一，在调血脂治疗的同时，不可忽视其他危险因素的处理，如高血压、糖尿病、吸烟、肥胖和精神紧张等。